中医药是中华民族的国粹，有着灿烂而悠久的历史，是防病治病的有力武器

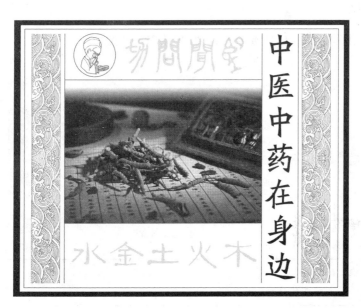

望闻问切

水金土火木

中医中药在身边

戴恩来◎主编

甘肃科学技术出版社

**图书在版编目(CIP)数据**

中医中药在身边 / 戴恩来主编. -- 兰州：甘肃科学技术出版社，2020.5（2023.9重印）
ISBN 978-7-5424-2750-2

Ⅰ.①中… Ⅱ.①戴… Ⅲ.①中国医药学－基本知识 Ⅳ.①R2

中国版本图书馆CIP数据核字(2022)第075925号

**中医中药在身边**

戴恩来　主编

责任编辑　陈学祥
装帧设计　大雅文化

出　版　甘肃科学技术出版社
社　址　兰州市城关区曹家巷1号　　730030
电　话　0931-2131572（编辑部）　　0931-8773237（发行部）
发　行　甘肃科学技术出版社　　　　印　刷　三河市铭诚印务有限公司
开　本　787毫米×1092毫米　1/32　　印　张　7.75　插　页　2　字　数　233千
版　次　2020年8月第1版
印　次　2023年9月第3次印刷
印　数　8001~9050
书　号　ISBN 978-7-5424-2750-2　　定　价　126.00元

# 编委会

**主　编**

戴恩来（甘肃中医药大学）

**副主编**

杨志军（甘肃中医药大学）

孙红旭（江南大学）

白俊嫄（甘肃中医药大学附属医院）

**编　委**

马　敏（甘肃中医药大学）　　　　王　菲（甘肃中医药大学）

王新斌（甘肃中医药大学）　　　　田小雨（甘肃中医药大学附属医院）

吕　娟（甘肃省中医院）　　　　　朱晓荣（甘肃中医药大学）

杜腾飞（甘肃中医药大学）　　　　李　赟（甘肃中医药大学）

杨　燕（甘肃中医药大学）　　　　张　杰（甘肃中医药大学附属医院）

张云霞（甘肃省中医院）　　　　　秦秀华（甘肃中医药大学）

程　姣（甘肃中医药大学）　　　　蒲晓薇（甘肃中医药大学）

薛国忠（甘肃中医药大学附属医院）

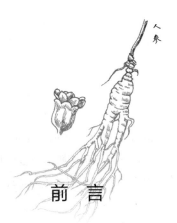

# 前 言

中医药是中华民族的国粹，有着灿烂而悠久的历史，是防病治病的有力武器。但是，当今社会，人们对中医中药的认识却存着不少的误区。略作分析，大致有以下两种情况：

一类是把中医中药神化。这类人的文化程度有高有低，但有一个共同的特点，就是受媒体夸大其词的虚假广告影响，笃信中药是天然无公害产品，特别是补益类药物，能养血滋阴、益气壮阳，多吃、长吃无妨，可以延年益寿。殊不知，历代诸多医家均强调"是药三分毒"，而这个"毒"，其实就指的是药物的寒、热、温、凉等属性之偏。若机体的阴阳气血之偏与药物的四气五味之偏相补，即以偏补偏，则能治病或养生，反之则有害。因而，盲目地追风，不仅无益，还可能打破机体的阴阳平衡，是极其有害的。

养生，是近年来最火爆的一个词语，而中医养生更加热门。中医有"药食同源"之说，我们日常生活中的食物也有四气（寒、热、温、凉）、五味（酸、苦、甘、辛、咸）及升降浮沉之属性，这就是最基本的养生含义。至于到了老年，人体出现气血阴阳的偏胜偏衰，当一般的饮食偏性无济于事时，就得用药了，但依然遵循的是"以偏纠偏、以偏补偏"的原则，使用不当则不能养生。

另一类是把中医中药丑化。持这种观点的人，也是对中医药缺乏客观公正的认识，甚至存有偏见，不实事求是，无限放大中医中药的不足而蛊惑患者。比如说，临床上对西药出现的毒副反应习以为常，而对中药因运用不当而出现的问题，常常会酿成轩然大波。似乎在说，中医药就不该有毒副作用！这类人对中医中药的发展有不可估量的阻碍作用。

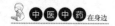

其实，上述两种认识的偏差，有着一定的内在联系。一些缺乏中医药常识的民众被误导而长期不规范的用药，必然会出问题，而出了问题，就成了有些人恶意攻击中医药的口实。

鉴于此，中医药知识的普及，就显得十分必要。给广大读者展现真实的、本来的中医中药，纠正以往被扩大甚至歪曲了的事实，以正视听，是我们编写本书的宗旨。

中医中药，有其严密的科学理论体系。运用恰当，既能祛病除灾，更能养生延年；若错误服用，道听途说，人云亦云，跟风赶潮，轻则花冤枉钱，重则伤身致病，甚至还会危及生命。

正是由于中医药学有其系统、深奥的理论，即便是专事攻读也得花大半生的工夫。所以，本书虽有一些介绍中医药基本理论的问题，但这，并非重点，重点是为广大普通读者提供简单、方便、有效、实惠的中医常识和解决具体临床问题。

陇原人民脚下的这片山川草木，是一块神奇的土地。黄土高原和青藏高原、蒙古高原的不期而遇，造就了生物的多样性，成就了千年药乡的美誉。陇原药圃，百草飘香。道地药材、大宗药材、民族药材，琳琅满目、应有尽有。丰富的中药材资源也催生了一代又一代的医学家。譬如，人文伏羲，医理肇始，始"味百草而制九针"；岐黄问答，千载流芳，《黄帝内经》已是中医药的不二宝典；皇甫宏著，承先启后，如今更有被誉为"西北针王"的郑氏针法；武威医简，辨证先声，展示着不晚于张仲景时代的陇原医疗水平；敦煌医学，宝藏奇葩，是世界了解中医药的窗口,更是"一带一路"上的璀璨明珠。作为陇原大地的子孙后代,地方医药的特色优势,也是应该了解的内容。

我们知道,给不同文化层次和教育背景的读者普及中医药知识,是一件很有意义的工作,但同时也是很有难度的。要做到深入浅出,也是对作者们的巨大考验。时间仓促,水平有限,差错也就在所难免了。恳切希望广大读者提出宝贵意见,以便在再版时修改订正,不断满足读者的要求。

2020 年 3 月

# 目录 /Mu Lu

## 第七章　针法灸法 一应俱全

### 第一节　针灸常识

# 中医中药概念莫偏

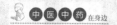

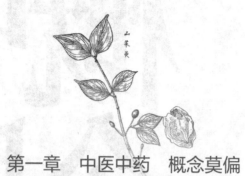

山茱萸

# 第一章　中医中药　概念莫偏

　　本章主要介绍中医、中药的基本概念，中医学的经典著作，以及中医药治疗的优势病种，以期广大读者对中医药学及中医治疗有一个客观、科学的认识，以便在日常生活中正确选择运用中医药。

## 1.什么是中医？

　　中医学起源于中国，自有文字记载以来已经有数千年的悠久历史，根源于中国古代文化土壤，是优秀传统文化的一个重要组成部分。属于生命科学的范畴，涵盖了自然科学和社会科学两个部分。中医学是在中国传统哲学思想即阴阳五行学说指导下所形成的独特的理论体系（如天人相应的整体观、以人为本的辨证论治等）与临床实践，涉及人类生命活动中的疾病诊疗与养生保健。其中，养生与治未病思想是中医学的精华。

**2. 什么是中药？**

中药，是指赋予中医药理论特质的天然药物。这种特质，主要包括四气（寒、热、温、凉）、五味（酸、苦、甘、辛、咸）、归经（十二经脉、脏腑）及升降浮沉，与疾病的病机相对应，从而发挥其调节机体阴阳、气血的作用。广义的中药包含中药材、中药饮片和中成药等。

**3. 中医药学的"四大经典"指哪些著作？**

中医药四大名著是《黄帝内经》《伤寒论》《金匮要略》和《神农本草经》。

《黄帝内经》包括《灵枢》《素问》两部分，是中国现存最早、最系统的医学典籍。是中医药学中"阴阳五行学说""藏象学说""经络学说""病因学说""养生学说"等学说的渊薮，被称为"医书之祖"。

《伤寒论》，是一部阐述外感热病治疗的专著。全书10卷，张仲景撰于公元3世纪初，系《伤寒杂病论》的一部分。

《金匮要略方论》，为《伤寒杂病论》的另一部分，主要内容为杂病部分。

《伤寒论》和《金匮要略方论》中所记载的方剂，被历代医家尊称为"经方"，若能正确运用，疗效神奇。

《神农本草经》，又称《本草经》或《本经》，托名"神农"所作，实成书于汉代，是中医四大经典著作之一，是现存最早的中药学著作。《神农本草经》全书分三卷，载药365种，以三品分类法，

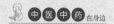

分上、中、下三品，文字简练古朴，成为中药理论精髓。

清代以后，由于温病学派的兴起，有些医家将《温病条辨》列为四大经典之一，替代《神农本草经》。

4.哪些病适合看中医？哪些病适合看西医？哪些病适合中西医结合看？

中西医学虽然有着不同的理论基础，但都能够治病救人。针对不同的疾病，中西医又各有所长。

**中医擅长的疾病有**：便秘、颈椎病、腰椎间盘突出、面瘫、脾胃病、过敏性疾病、青春痘、带状疱疹、特发性脱发、斑秃、原发性痛经、月经失调、不孕不育（非器质性）、失眠、偏头痛（非器质性）、亚健康状态、复杂的慢性病、非器质性疾病等。

便秘：西药对便秘的治疗疗效短暂，只能作为应急措施，且过多服用泻药，易引起药物依赖。中医治疗因人而异，辨证论治，标本兼顾。

颈椎病：中医理疗是治疗该病种的一大特色，配合中药调养，更有优势。

腰椎间盘突出：西医主要在疾病晚期手术治疗方面有优势，疾病早期中药配合理疗效果较好。

面瘫：中医针灸配合理疗治疗面瘫临床疗效确切。一般来说，治疗越及时，效果越好。

脾胃病：往往病程较长，机理比较复杂。西药多为单成分，不如中药个体化治疗（一人一方）更贴近病情。中医认为脾主升，胃主降，用中药帮助调节脾胃升降，必要时配合疏肝，能很好地调节消化系统疾病。

过敏性疾病：湿疹、荨麻疹、过敏性鼻炎、过敏性哮喘等，一般属于免疫功能紊乱。由于免疫系统具有"牵一发而动全身"的特点，用西药很难找到针对性，往往只能抑制免疫功能，停药后容易反复。而中医从机体整体调节，认为过敏是由于正气相对不足，邪气入侵造成的，从祛邪去因、扶正固本着手，疗效显著。

　　青春痘：西药副作用相当大，不宜久用；中医从全身调理，作用缓和但持久。

　　带状疱疹：带状疱疹属于病毒感染引起，抗病毒西药与清泻肝胆湿热之中药方剂结合运用，疗效较好。需要注意防治并发症及后遗症。

　　特发性脱发、斑秃：这类疾病一般病因不明，西医不易治疗。中医从气血不足、脏腑虚损、痰湿瘀热等角度出发辨证治疗，有一定疗效。

　　原发性痛经：西医对原发性痛经治疗效果不佳，多属对症治疗。中医辨证施治效果较好。

　　月经失调：妇科疾病常属于激素分泌紊乱，如果单纯调节某种激素，不但不好掌控剂量，还容易引发体内一系列激素变化。中医认为，月经不调与寒凝、血瘀、肝气郁结、气血不足、肝肾亏虚等密切相关，采取疏肝补肾、养血活血等辨证治疗，效果很好。中医从整体调节治疗妇科病是强项。

　　亚健康：西医生化检查等指标正常或轻微异常者，都可通过中医进行调理。

　　复杂慢性病：如慢性肾炎、风湿病、中风后遗症等，中医通过辨证选方用药或针灸治疗，疗效较好，且对患者肝肾功能损害

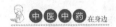

较小。肿瘤患者配合内服中药既辅助增效，又可以缓解化疗的毒副作用。

非器质性疾病：有些人平时容易出现疲劳乏力、精力不足、头晕目眩、口臭、便秘、心情烦躁等症状，虽然精神上很不舒服，但是经西医化验、拍片检查却发现不了明显的器质性异常。这些也是中医擅长的领域，可以针对这些症状选药，做到提早治疗，防止病情加重。

失眠：失眠多属于功能性紊乱，中医可从气血、阴阳等角度辨证治疗，有较好的疗效。镇静安眠类的西药容易导致依赖，只能短时间服用。

偏头痛：首先检查明确病因，在排除器质性问题后，可采取中医调理。

**西医擅长的疾病有：**口腔疾病，西医牙科相关医疗器械完

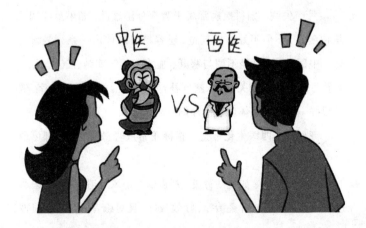

善，在手术矫形、治疗等方面优势明显。一些非器质性病变比如口腔溃疡、牙龈肿痛等则可选择中医治疗。

**先西后中**：心脑血管疾病（高血压、心脏病、中风、脑梗），急性期控制症状用西医，后期改善体质可用中医。

**中西医结合**：更年期综合征、肾病综合征、肿瘤、风湿病、中风后遗症、慢性肾炎等。

**中西医皆可**：感冒、白癜风、脚气、感染类疾病（盆腔炎、阴道炎）、不孕不育（器质性）等。

**感冒**：绝大多数情况下，感冒不吃药七天能好，吃药一周能好，输液一星期也能好。关键在于治疗感冒时是否在同时提升免疫力。一般情况下，感冒初期多喝水，补充维生素C增强免疫力就能控制。如果突发性高热不退、咳嗽、头痛等症状比较重的，可以找西医，明确病因，有利于指导用药。

**白癜风**：中西医各有特色，白癜风为难治性疾病，治疗需要持续。西药主要在局部用药、激光治疗方面有特色；中医依靠辨证论治，进行全身调养。

**脚气**：中西医皆可，一般外用药治疗的效果都不错，但西医有针对性的抗真菌药物，对于顽固病例，中西药配合起来，治疗效果更佳。

**感染类疾病**：中西医皆可，如盆腔炎、阴道炎等。对于急性发作期、采用西药抗感染治疗见效快。中药和中医理疗则对一些慢性反复发作性炎症疗效更好。

**不孕不育**：根据病因，首先应该仔细查找病因，再确定找中医还是西医。属于输卵管阻塞等有明确器质性病

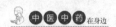

变的，西医治疗较好，但大多数功能性病变引起者，中医药调理有独到之处。

更年期综合征：中西医结合，西医治疗在一些人群身上较为明显，中医长期调理更加安全。

5.看中医需要注意些什么呢？

（1）不化妆。中医望诊很重要，要让中医师看到你的"真实面色"。

（2）不吃容易染苔的食物或药品，以免影响舌诊的判断。

（3）不使用或食用气味浓烈的东西，以免影响闻诊的判断。

（4）不做剧烈运动，以免对脉诊造成影响。

（5）不宜频繁地更换医生。疾病治疗需要一定时间，频繁更换医生会造成治疗的重复性。一般慢性疾病如果治疗1~2月后仍无明显效果，可以考虑另选大夫。

（6）不可沿用过去的或别人的处方。疾病不是一成不变的，需要辨证论治，个体化治疗。

催人自勉　医学典故

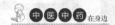
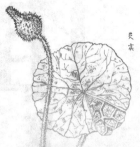

芡实

# 第二章  医学典故  催人自勉

祖国的中医药学渊远而流长，历代不乏妙手回春和大爱苍生的故事传说。通过这些妙趣横生的医史故事，必然会增进读者对中医药悠久历史的了解，敬畏历代医家非凡的才能和智慧，让"大医精诚"的文脉在神州大地上代代流传。

## 6.为什么说"医源于砭"？

据文献记载，砭石疗法产生于石器时代。砭石是一种锐利的石块，是后世刀针的前身，可谓是最早的医疗工具，所以《山海经》里称"医源于砭"。

当时，人们主要是用它来破开痈肿，排脓放血，或用以刺激身体的某些部位，以消除病痛。为了适应穿刺或切割的需要，砭石的制作或有锋，或有刃，所以古代又将砭石分为针石（有锋）或镵石（有刃）。考古发现的砭石呈各种形状，有剑形、刀形、针形等，多数出于新石器时代春秋战国时期。这就是远古医事活动的起源，所以说"医源于砭"。

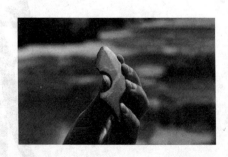

7.中医学界称"杏林",可有说法?

据《神仙传》卷十记载,三国时期,吴国有一位医生,名叫董奉,家住庐山。他常年为人治病,却不接受别人的报酬。得重病的人,若被治好,就让病人种植五棵杏树;病情不重的人,若被治好,就让病人种植一棵杏树。十几年以后,杏树就有十多万棵了。春天来临,董奉眺望杏林,仿佛绿色的海洋。他感到十分欣慰,就在林中修了一间草房,住在里面。待到杏子熟了的时候,他对人们说,谁要买杏子,不必告诉我,只要装一盆米倒入我的米仓,便可以装一盆杏子。董奉又将用杏子换来的米,救济贫苦的农民。

后来,人们根据这一传说,就用"杏林"称颂医生的医德,医家每每也以"杏林中人"自居,久而久之,"杏林"就成了中医大夫以及中医学界的雅称。

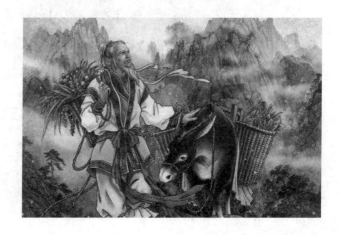

### 8. "橘井泉香"的典故,可曾听说?

"橘井泉香"的故事,出处在葛洪《神仙传·苏仙公传》。书中记载,西汉文帝时,湖南郴州有一位名叫苏耽的名医,他医术精湛,且助人为乐,人称"苏仙翁"。有一次,他有事外出,需三年后才能回来。临行前,苏耽对母亲说,我们这个地方明年将会有一场瘟疫流行,我们家后院的井水和橘树就能治疗,染此病的人,必恶寒发热、胸膈满闷,给他一升井水、一片橘叶,煎汤饮服,即可痊愈。后来,情况果然像苏耽所说的那样,瘟疫流行,病者症状大同小异,苏耽家里的人就按他吩咐的那样,给远近求治者分发井水、橘叶,均得到了预防和治疗。此后,人们便以"橘井泉香"来歌颂医家无私救人的功绩,医家也将其书写在匾上以明其志,"橘井泉香"的典故也流传至今。

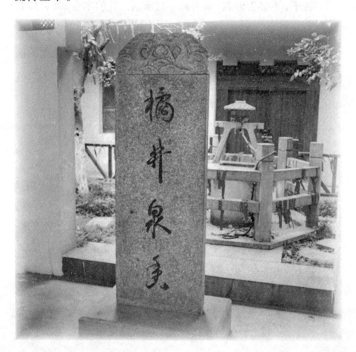

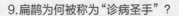

### 9.扁鹊为何被称为"诊病圣手"?

扁鹊(公元前407— 前310),是我国中医理论的奠基者,更是中医四诊法即望、闻、问、切的创立者。扁鹊一生留下了许多传奇故事,司马迁在其《史记》中专门写了扁鹊的传记,也是中国古代第一个进入正史的医生。

**扁鹊望诊出神入化**

有一天,扁鹊进见蔡桓公,他上下打量了一番,便对坐在榻上的蔡桓公说:"陛下,您的身体欠安啊!虽然现在仅仅是皮表小病,但若不积极治疗的话,恐怕以后会变严重的。"桓侯说:"可是我没有什么异常感觉呀?"等扁鹊走后,桓侯就对周围的人说:"医生总是这样,喜欢给没病的人治病,以此来炫耀自己的功劳!"过了十天,扁鹊又去觐见,对桓侯说:"您的病已经到了肌肤,如不医治的话,会更加严重。"桓侯也不予理睬。扁鹊走后,桓侯又一次闷闷不乐。又过了十天,扁鹊再去觐见,对桓侯说:"您的病势已经进展到肠胃中了,再不医治的话,后果会不堪设想!"桓侯还是不理不睬。扁鹊走后,桓侯更加不高兴了。又是十天之后,扁鹊远远望见桓侯身影转身就跑。桓侯觉得奇怪,就派人去问个究竟。扁鹊说:"病在皮表,用药物就能治疗;病在肌肤,用针灸能够治疗;病在肠胃里,用火剂能够治疗;等病深入骨髓,那是司命的事了,医生是没有办法的。现在他的病在骨髓,我自知无回天之术,只能选择回避了。"过了五天,桓侯浑身疼痛,派人寻找扁鹊,扁鹊已经逃到秦国去了。桓侯就这样病死了。

古人说,"望而知之者谓之神,问而知之者谓之工,切而知之者谓之巧。"这是特别赞美望诊的神奇。不过,我们初涉临床还要讲求四诊合参。

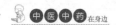

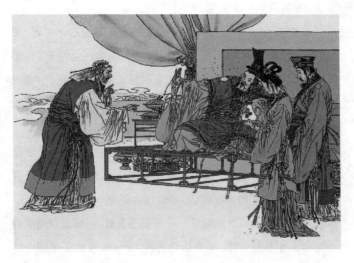

### 扁鹊脉诊起死回生

扁鹊行医来到虢国都城。一到街上，就见行人议论纷纷。原来，虢国太子一向好好的，不知什么原因，突然间就病死了。扁鹊也觉得有些蹊跷，便急忙赶到宫门口询问情况，听侍卫官说，太子昨夜忽觉胸口闷，到早上鸡叫的时候就死了，现在还没过半天。扁鹊一听这种情况，便说："烦你通报一声，就说我是秦越人，能使太子死而复生。"国王听说有人能让死去的太子活过来，急忙请他入宫。扁鹊走到太子的榻前，按住病人的手腕给他切脉，又把耳朵贴到他的胸口凝神听了一会儿，这才起身说："依我看，太子是得了'厥症'，还有救。"说完，扁鹊取出针来，在太子的头上扎了几针。不多一会儿，太子的鼻翼开始煽动，眼皮也慢慢睁开了。扁鹊又从随身携带的药囊里捡出几味草药来，叫人煎成汁。太子喝了药，没过多久，就恢复了健康。"先生真是神医啊，有起死回生的本领！"国王竖起大拇指称赞扁鹊。"世上哪有死而复生的道理？太子本来就没有死，我不过是治好了他的病。"扁鹊说。

从此，扁鹊获得"诊病圣手"的美誉，千百年来被人们称赞不休。

## 10.华佗为何同病状而施异治？

华佗（约公元145—208），名旉，字元化，汉末沛国谯（今安徽亳县）人，东汉末医学家，与董奉、张仲景并称为"建安三神医"。

据陈寿《三国志》所载，有一天，华佗接诊了两位同时造访的病人，一位叫倪寻，另一位是李延，都是衙门里的小官差，平时居住在同一屋檐下，可以说是低头不见抬头见。这一天，两人一起病倒了，而且病的症状都是头痛、发烧，他们找当地大夫开药治疗，都不见好转。倪寻对李延说："我们俩的病都不见起色，听说华佗的医术很厉害，不妨一起去找华佗医生看看？"于是二人一起到了华佗家里，请华佗看病。华佗分别为二人诊病后，给倪寻开了导泻的药物（如大黄、芒硝一类的药物），给李延开了发汗的药物（如麻黄、桂枝一类的药物）。倪寻和李延二人明明都得的是头痛发烧的病，而且又住在一起，又是同时病倒，按理说同样的病可以开同样的药来治疗，为什么华佗先生却用了不同的药呢？倪寻、李延都感到十分奇怪，于是一起向华佗先生发问。

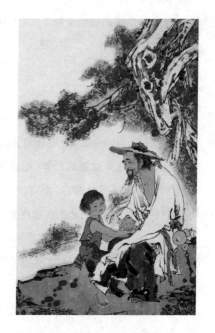

华佗听了二人的疑惑，微微一笑说："那是因为你们二人虽然症状相

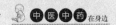
同，但形成这头痛、发热的原因以及你们二人的体质状况是不一样
的。倪寻的头痛、发热是因为里实证引起的，病邪在体内，所以我用
泻下的方法，让病邪从体内排出；而李延的病则是因为外感引起的，
病邪在体表，所以我用发汗的方法，让病邪随汗而解。"

　　倪寻、李延听了华佗先生这一番解释，将信将疑，只好带着
各自的药回家服用，没想到效果都出奇的好，倪寻吃了药拉了拉
肚子，李延吃了药发了一下汗，第二天两个人的病都好了。

　　这是一则典型的"同病异治"医案。倪寻、李延虽然住在
一起，又同时病倒，从表面上看，病状都是一样的，都是头痛发
烧。但是中医看病非常强调个体化治疗，一定要分析其具体的
病因病机，就是要看疾病是什么原因引起的，引起了疾病以后，
疾病又是如何发展的，导致了人身体内环境发生了什么样的变
化。最终总结出疾病的证候（也称病因病机或病理特征），继而
立法、处方用药。

　　11.华佗巧治郡守痼疾。

　　据南朝史学家范晔所著《后汉书·方术传》记载，有一郡守
患病日久，当初没有在意，就让地方医生治疗，不料病情不但不
见起色，还有逐渐加重的趋势，郡守及家人便着急起来。这时，
华佗的医名早已远播四方，郡守便慕名延请华佗为其治病。华
佗经过仔细诊察，认为他的疾病在大怒一场后便会痊愈，于是暗
自制订了一个独特的治疗方案。华佗接受了郡守的大量财物却
不给予处方用药，并且没过多久就不辞而别，临走前还留下一封
谩骂郡守的书信。郡守果然大怒，命人追杀华佗，郡守的儿子知
晓华佗的用意，便暗地嘱咐追兵不要追捕华佗，郡守听到没有抓

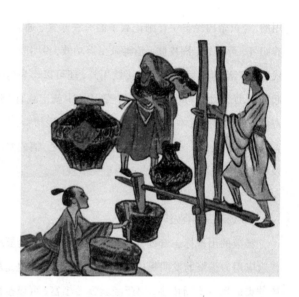

到华佗的报告后，愈加生气，猛地吐出数升黑血，奇怪的事情发生了，郡守不但没有病倒，以往的重病居然也神奇般地好了。华佗在此所用之法，大概是恼怒气逆，气逆而破血，使血瘀得解。现在看来，郡守所病，很可能是上消化道的黏膜下出血性囊肿或包块之类。

### 12.酒为什么被称作"百药之长"？

酒是中国古代的一大发明，将它用于预防治疗疾病是医学发展的重大进步。古汉字"醫"就从"酉"。酒可以称之为人类制造的第一种人工药物，《汉书·食货志》里称"酒为百药之长"，其实，酒的医学功用在先秦时期早就使用了。先民在饮酒的过程中逐渐发现，少量饮酒可以使人通体舒畅，精神振奋，而量多则会令人昏睡，因此酒最早是被先民作为兴奋剂和麻醉剂来使

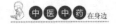

用的。《黄帝内经》中详细记载了酒有去寒气、通血脉、养胆气、厚肠胃、润皮肤、消毒杀虫等功效,说明酒在古代就已广泛应用。酒除了直接饮用外,还可以作为药引起到行助药力的功效。华佗《中藏经》中就记载有"延寿酒方",李时珍《本草纲目》中记载用烧酒浸猪脂、蜜、香油、茶叶末,治"寒痰咳嗽"等。总而言之,酒的发明及医学应用是中医药发展史上的重要里程碑。

### 13.汤液是如何发明的?

汤液的出现标志着处方剂型的诞生。首先,陶器的普遍应用为汤液的发明提供了实际可能。其次,也是药物种类的发现不断增多,用药经验日益丰富,可以按病情选用多种药物配合使用的必然结果。通过煎煮,由单味药走向多味药,由生药走向熟药,这既能增强疗效,又可减低副作用。相传,具体发明汤液者是商代的伊尹。

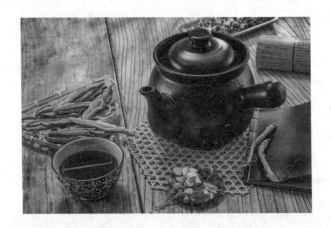

伊尹原为汤妃的媵臣，又是个"巫"（阿衡），善烹调技术。他或许是从菜肴佐料调配烹饪的经验中悟出药物配合煎服的道理。伊尹不但精烹调、懂医药，更通政治。《史记·殷本纪》记载，伊尹"以滋味说汤（王）"，讲了三皇五帝的治理经验。《吕氏春秋·克己》也有伊尹答汤王问时，曾以医病之理，论证治国之道："用其新，弃其陈，腠理遂通，精气日新，邪气尽去，及其天年。"因此，汤王起用伊尹作了右相，"任以国政"。皇甫谧在《甲乙经》序中说："伊尹……撰用《神农本草》以为汤液。"这是符合实际的。

14.钱乙以一味"黄土"救太子。

钱乙，字仲阳，宋代东平人，是我国北宋著名的儿科医家。

有一天，宋神宗的皇子突然生病了，请了不少名医诊治，毫无起色，病情越来越重，开始抽筋，皇帝见状十分着急。这时，长公主向皇帝推荐了钱乙，于是钱乙被召进宫内。皇帝见他身材瘦小，貌不出众，有些小看他，但既然召来了，只好让他为儿子诊病。钱乙从容不迫地诊视一番，要过纸笔，写了一贴"黄土汤"的药方。

心存疑虑的宋神宗接过处方一看，见上面有一味药竟是黄土，不禁勃然大怒："你真放肆！难道黄土也能入药吗？"钱乙说："可以！"正好这时太子又开始抽筋，长公主说："钱乙在京城里很有名气，还曾经治好过我的病，他的诊断很准确，皇上不要担心。"于是，皇帝命人从灶中取下一块焙烧过很久的黄土，用布包上放入药锅中煎煮。

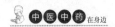

太子服下一帖后，抽筋便很快止住。用完两剂，病竟痊愈如初。宋神宗很高兴，召见钱乙询问原因，钱乙回答说："据我判断，太子的病在肾，肾属北方之水，按中医五行原理，土能克水，所以此症当用黄土。况且，也是诸位太医们用了药，治疗得差不多要好了，我只是很凑巧在这个时候给加了把劲而已。"

黄土汤里的主药灶心黄土，又名灶心土、伏龙肝，是被柴火反复烧过的那些黄泥土。用时撬下来，捣碎，就可以用了。黄土汤的熬制方法，是把灶心黄土先熬水，然后用这个水再去熬剩下的几味药。灶心土性质辛而微温，入脾、胃经，可以收敛止血，温中止呕。

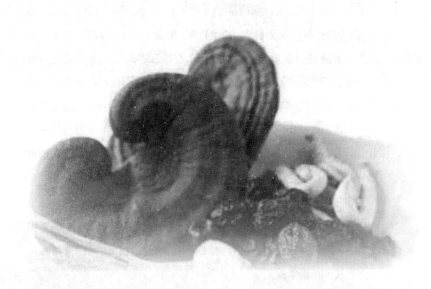

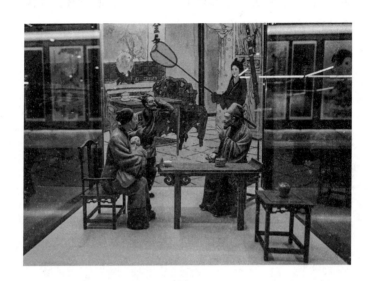

15.许胤宗用熏蒸法治柳太后中风。

　　许胤宗（540—630）是隋唐年间的医家。常州义兴（今江苏宜兴）人，曾官至散骑侍郎、尚药奉御，善治骨蒸证，其医术颇为世人称赞。友人们纷纷劝他著书立说，他却认为，医学体现的是医生独特的思维意识，而一个人的思维意识很难传递给另外一个人。因此他终身没有著书。

　　《旧唐书·方技传》中记载说，他曾用药物熏蒸法为陈国柳太后治病。时太后患风病不能言语，口噤不能服药，他以黄芪防风汤置于太后床下，熏蒸使药气如烟雾，入病人腠理而奏效。当晚太后就能言语。

16.张景岳用芒硝救小儿误吞铁钉。

　　张景岳(1563—1640),本名介宾,字会卿,号景岳,绍兴府山

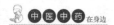

阴（今浙江绍兴）人，因善用熟地黄，人称"张熟地"，明代杰出医家，温补学派的代表人物。

他曾有一段急智解危的故事。一日，一姓王人家的一岁儿童，误将一枚鞋钉吞到喉间，其母见状大惊，忙倒提小孩两足，欲倒出铁钉，哪知小孩反而鼻孔喷血，情况十分危急，其母连呼救命。

恰好张景岳路过这里，他见状急命其母将小儿抱正，小儿"哇"的一声哭开了，张景岳断定铁钉已入肠胃。他记起《神农本草经》上有"铁畏朴硝"一句话，便想出一个治疗方案来。取来活磁石一钱、朴硝二钱，研为细末，然后用熟猪油、蜂蜜调好，让小儿服下。不久，小儿解下一物，大如芋子，润滑无棱，药物护其表面，拨开一看，里面正包裹着误吞的那枚铁钉。

17.叶天士取梧桐叶治疗难产。

叶桂(1666—1745)，字天士，号香岩，别号南阳先生。江苏吴县（今江苏苏州）人。清代著名医学家，温病学派的创始人。

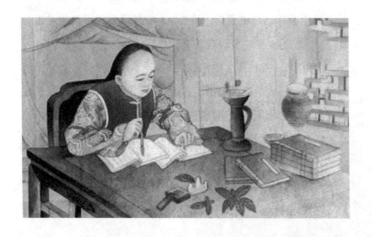

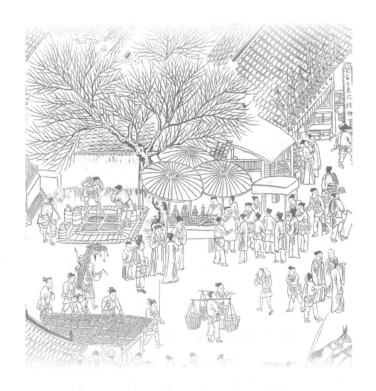

　　叶天士不仅是一位成就卓绝的温病学家,还是一位专治杂证的大师。他辨证精细,能洞识病源;熟识药物,随手拈来,切中病情,往往在平凡中见奇效。三百年来,叶天士巧用梧桐叶治难产的美谈,至今让人拍案称绝。

　　趣闻发生在清朝乾隆年间。叶天士正在家中书写医案,忽听有人前来请求救治一难产妇女,叶天士不假思索,立马前往,在途中听病家说已请了同派温病大家薛生白诊治过,但仍不见产下。薛生白是叶天士同乡近邻,其医术与叶天士齐名于江南,叶天士有些纳闷,薛生白的诊技也不错呀,为何不见效呢?

　　叶天士来到病家,只见产妇已奄奄一息,家人称,薛生白诊

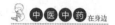

为产妇气血双亏，无力运胎，交骨不开，其处方大多以气血双补、催生下胎药为主。叶天士接过药方一看，认为此方甚佳，为何不效？经过细思考，是因为缺乏同气之药，未能使诸药达到病所之故。随即将原方中的药引"竹叶三片"改为"桐叶三片"，产妇遵方服药。不出叶天士所料，不久便神奇地顺利产下胎儿，母子均报平安。

此事传到薛生白耳中，薛不以为然，认为叶天士巧立名目而已，叶天士闻之，当即给薛生白写信说："秋分之时，梧桐叶落，同气相求，故胎儿立下。"薛生白阅后，豁然贯通，深感叶天士之博学才华，大为叹服，自惭不如。不久，"叶天士三片梧桐叶，一方救两命"之佳话传遍江南水乡。

### 18.可曾闻张仲景用笑方治心病？

张仲景(150—219)，名机，字仲景，东汉南阳郡涅阳县（今河南邓州市）人。东汉末年著名医学家，被后人尊称为"医圣"。

话说东汉时期，南阳有个七十多岁的名医沈槐，他终生未娶，膝下无儿无女。眼看着自己的身体一日不如一日，沈槐也就日渐忧愁，他不甘心自己的一身好医术，就这样后继无人。如此一来，整日愁眉不展的沈槐身患重病，眼看着就要离开人世了。

沈槐的邻居是个好心人，很是同情沈槐的境遇，他知道张仲景是当世名医，就以沈槐的名义请张仲景前来看病。张仲景本来和沈槐就有交往，现在又见他身染沉疴，他二话没说，背起药箱就来到沈槐的住处。

　　经过一番诊断后，张仲景很快就开出了方子：粳米、小豆、小麦、大豆、黄黍各一斤，煮熟后搓成团，外用朱砂涂上，一顿吃完。

　　病中的沈槐接过药方，不禁大笑起来："我行医五十多年，这样的药方还是第一次见到！"待张仲景走后，他并没有按照张仲景的嘱咐吃下这副药，而是请邻居将方子做成了丸药，挂在床前。

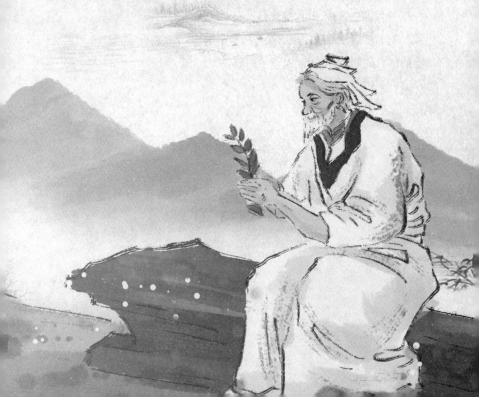

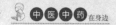
以后，每次有人来探望，沈槐第一句话指着药丸大笑："你看，这就是张仲景给我开的药方呢!你见过五谷杂粮能治病吗?真是天大的笑话！哈哈哈……"枕槐只顾着笑话张仲景，竟把无人继承自己衣钵的事儿给忘了。

就这样，沈槐笑话了张仲景大半年。而大半年后，沈槐的病却在不知不觉中痊愈了。听说沈槐身体康复，张仲景前去探望。看着满面红光的沈槐，张仲景意味深长地说："医者，悬壶济世治病救人也。先生虽无子女，吾等晚辈不是您的子女吗？先生哀从何来？"

张仲景的一席话，让沈槐恍然大悟："张先生果然是名医呀！原来，你给我开的是一剂忘忧愁的笑方，这才是真正的对症下药啊!"

中医理论农耕相关论

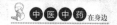
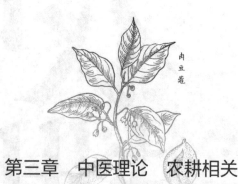

肉豆蔻

# 第三章　中医理论　农耕相关

　　中医药学是农耕文明的产物，其中的理论知识，譬如阴阳、五行、气血、津液、四气、五味等，都与人们的生活、生产息息相关。因此，有关中医药的理论知识，对有中国传统文化基础的中国人来说，并不难理解。

## 第一节　中医学特色

### 19.人和大自然到底有什么样的联系，"天人相应"怎么理解？

　　人类生存在天地之间、宇宙之中，一切生命活动与大自然息息相关，这就是"天人相应"的思想。

　　（1）生气通天。人与自然具有相通、相应的关系，不论四时气候，昼夜晨昏，还是日月运行，地理环境，各种变化都会对人体产生影响。

　　（2）顺应自然和主观能动作用。天地、四时、万物对人的生命活动都会产生影响，使人体产生生理或病理的

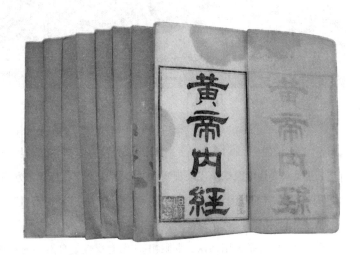

反应。人处于自然界的大系统中，顺应自然规律，才能保持阴阳平衡，身体健康。顺应自然包括两方面的内容：一是遵循自然界正常的变化规律，二是慎防异常自然变化对机体的影响。

（3）人与社会的统一观。《黄帝内经》云："上知天文，下知地理，中知人事，可以长久。"这里明确把天文、地理、人事作为一个整体看待。人不仅是自然的一部分，而且是社会的组成部分。人不仅有自然属性，更重要的还有社会属性。人体和自然环境是辩证的统一，人体和社会环境也是辩证的统一。所谓社会环境，包括社会政治、社会生产力、生产关系、经济条件、劳动条件、卫生条件、生活方式以及文化教育、家庭结交等各种社会联系。社会环境一方面供给人们所需要的物质生活资料，满足人们的生理需要，另一方面又形成和制约着人的心理活动，影响着人们生理和心理上的动态平衡。一旦人体—社会稳态失调，就必然导致疾病。因此，疾病与社会状况有密切关系。

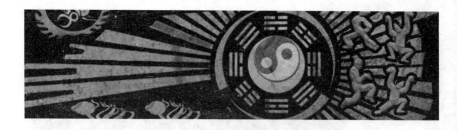

20.什么是"五运六气"？在疫情防治中有何价值？

五运六气是中医学中用来预测自然界五行、六气偏胜偏衰的学说，具体而言，五运即木运、火运、土运、金运、水运。六气则是指太阳寒水、少阳相火、阳明燥金、少阴君火、厥阴风木、太阴湿土。依据纪年、纪月干支推演出年运（主运）、月运（客运）；而六气则是按司天（上半年）、在泉（下半年）来推演的。最后再进行运、气的综合分析，如若出现《诸病源候论·时气候》所说的"非其时而有其气"，则有可能发生疫病。

根据"五运六气"学说预警了2003年和2019年相关疫病的发生，说明"五运六气学说"在防治疫情中有一定的参考价值。

21.中医所说的"恒动观"是什么意思？

恒动，就是不停地运动、变化和发展。中医理论认为：一切物质，包括整个自然界，都处于永恒而无休止的运动之中，"动而不息"是自然界的根本规律，运动是物质的存在形式及其固有属性。自然界的各种现象，包括生命活动、健康、疾病等都是物质运动的表现形式。因此，运动是绝对的、永恒的。摒弃一成不变、静止、僵化的观点，这就是恒动观念。恒动观念的主要内容有：

（1）生理上的恒动观。人体脏腑器官的生理功能活动，处于永恒无休止的运动中。最典型的例子就是，机体内十二经脉的循环灌注，就是按十二时辰的顺序进行的，这既体现了天人相应的观点，又说明了人体生理上的恒动观。另外，人体对饮食物的吸收、津液的环流代谢、气血的循环灌注、物质与功能的相互转化等，都是在机体内部以及机体与外界环境之间的阴阳运动之中实现的。

（2）病理上的恒动观。从病因作用于机体，到疾病的发生、发展、转归，整个疾病的全过程，都处于不停地发展变化之中。外感表寒证未及时治疗，则可入里化热，转成里热证；实证日久可转为虚证；旧病未愈又添新疾，新病又往往引动旧病等。

（3）疾病防治的恒动观。一切病理变化，都是阴阳矛盾运动失去平衡协调，阴阳偏盛偏衰的结果。治病必求其本，应以扶正祛邪、调整阴阳的动态平衡为基本原则。中医学主张未病先防、既病防变的思想，就是运用运动的观点去处理健康和疾病的矛盾，以调节人体的阴阳偏盛偏衰而使之处于生理活动的动态平衡。

### 22.如何正确认识"病""症""证"？

在中医学中，"病""症"和"证"的含义是有区别的。所谓"病"，它有三大基本特征：特定的致病因素、特定的病理改变、特定的病变过程。中医学对病的认识很早，但多停留在宏观层面，故对临床症状非常明显的疾病如哮病、消渴、痢疾等，其认识和现代医学接近，而需要借助微观检查来确诊的疾病，中医学则无能为力。"症"，指的是疾病的症状或体征，症状是指病人的自我感觉，如头痛、恶心等，体征则是指医生通过诊察所见，如黄疸、水肿之类。"证"是中医学中至关重要的一个概念，是医生在

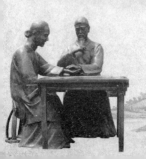

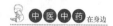

四诊合参之后，得出的关于机体对疾病反应的综合评估，是以病位（表里、脏腑、经络等）、病性（寒热、虚实、痰饮、血瘀、水湿等）为基本要素进行正邪状况的评估。

### 23.为什么说"辨证论治"是中医学的精髓？

因为人体的先天禀赋不同，所以，即使是感受同一种致病邪气，病人的反应也是不同的。这就好比用同样的箭去射不同材质的靶子而发出的声响不同是一个道理。辨证论治就是根据机体对疾病的不同反应进行立法、处方，证就是医生对这个反应状态的总结评估，它体现了中医学对疾病实施个体化治疗的理念，是中医学的精髓，具体体现在"同病异治"和"异病同治"两个方面。

### 24."八纲辨证"可帮助我们认识疾病的性质。

中医辨证的方法，主要有八纲辨证、病因辨证、气血精津证、脏腑辨证、卫气营血辨证、三焦辨证、六经辨证等。其中八纲辨证是各种辨证的总纲。八纲辨证是根据四诊获得的资料，进行综合分析，以探求疾病的性质、病变部位、病势的轻重、机体反应的强弱、正邪双方力量的对比等情况，归纳为阴、阳、表、里、寒、热、虚、实八类证候，是中医辨证的基本方法，各种辨证的总纳，也是从各种辨证方法的个性中概括出的共性，在诊

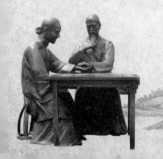

断疾病过程中，起到执简驭繁、提纲挈领作用。

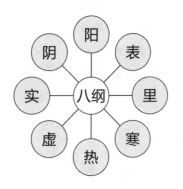

疾病的表现尽管极其复杂，但基本都可以归纳于八纲之中，疾病总的类别，有阴证、阳证两大类；病位的深浅，可分在表在里；阴阳的偏颇，阳盛或阴虚则为热证、阳虚或阴盛则为寒证；邪正的盛衰，邪气盛则为实证、正气衰则为虚证。因此，八纲辨证就是把千变万化的疾病，按照表与里、寒与热、虚与实、阴与阳这种朴素的两点论来加以分析，使病变中各个矛盾充分揭露出来，从而抓住其在表在里、为寒为热、是虚是实、属阴属阳的矛盾，这就是八纲的基本精神。

# 第二节　阴阳学说

## 25.为什么中医学首先要说阴阳？

阴阳学说是古代医家借用自然界运动原理来阐明人体的生理功能和病理变化原理的学说，其基本内容包括阴阳的对立统一、互根互用、相互转化等。阴阳学说与我们常说的矛盾学说基本相同，不同之处在于阴和阳有着明确的属性规定，即凡是运动着的、外向的、上升的、温热的、明亮的皆属阳；相对静止的、内守的、下降的、寒冷的、晦暗的都属于阴。同理，我们把对于人体具有推进、温煦、兴奋等作用

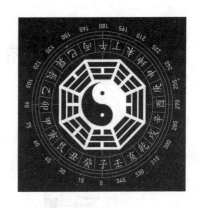

的物质和功能统归于阳，对于人体具有凝聚、滋润、抑制等作用的物质和功能归于阴。阴阳双方在一定的条件下可以发生相互间的转化。

正因为阴阳学说揭示了包括人体的生理、病理在内的世间万物变化的规律，所以，中医学十分重视对阴阳的分别。阴阳的原理无处不见，就像《黄帝内经》所总结的那样："阴阳者，天地之道，万物之纲纪，变化之父母，生杀之本始，神明之府也，故治病必求于本。"

### 26.怎么判断自己是阴虚还是阳虚？

阴虚和阳虚，是阴阳偏衰的具体表现。阳偏衰，即是阳虚，是指机体的阳气虚损，机能减退或衰弱，机体反应性低下，代谢活动减退，热量不足的病理状态。多由于先天禀赋不足，或后天饮食失调，或劳倦内伤，或久病损伤阳气所致。

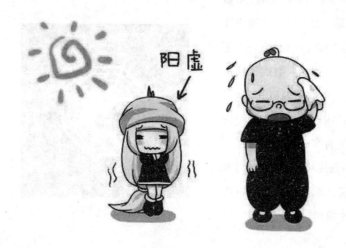

阳气不足，一般以脾肾阳虚为多见，尤以肾阳虚衰（命门之火不足）最为重要，这是因为肾阳为诸阳之本。由于阳气虚衰，阳虚不能制阴，阳气的温煦功能减弱，脏腑经络等组织器官的功能活动亦因之而减退，血和津液的运行迟缓，水液不化而阴寒内盛，它的发生机理就是"阳虚则寒"。

"阳虚则寒"，临床上多表现为畏寒肢冷，面色苍白，腰膝酸冷，大便溏薄，尿频，夜尿多。

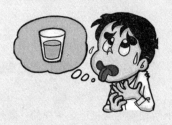

阴偏衰，即是阴虚。是指机体的精、血、津液等阴液亏耗，其滋养、宁静的作用减退。多由于阳邪伤阴，热邪炽盛伤津耗液，或因五志过极化火伤阴，或因久病耗伤阴液所致。

阴虚，虽然五脏皆可发生，但一般以肺、肝、肾之阴虚为主，其他脏腑的阴虚延长日久，最终亦多累及肺肾或者肝肾，所以临床上以肺肾阴虚与肝肾阴虚为多见。肾阴为诸脏阴液之本，故肾阴不足在阴偏衰的病机中就占有极其重要的地位。

"阴虚则热"，临床上多表现为全身性虚热，五心（手心、足心、心窝）烦热，骨蒸潮热，消瘦，盗汗，口干，舌红，脉细数；阴虚火旺多有咽干疼痛，牙龈肿痛，两颧发红，咳血或痰中带血等症；阴虚阳亢多见眩晕耳鸣，肢麻，肌肉颤动等症状。

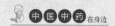

27.为什么阴液亏虚到一定程度时,反而会出现类似阳虚的证候呢?

人体的阴阳是互根互用的,阴为阳之根,阳为阴之用。阳依存于阴,阴亦依存于阳,每一方都以其相对另一方的存在为自己存在的条件。在疾病的发生、发展过程中,由于阴精亏损而导致了阳气的泉源不足,临床上就会出现"阳虚则寒"症状和体征,如原有咳嗽、盗汗、遗精、咯血等阴亏证候,病变发展日久,继而出现气喘、自汗、大便溏泄等阳虚证候,则是阴损及阳。

28.为什么阳气亏虚到一定程度时,反而会出现类似阴液亏虚的证候呢?

这和上一个问题发生的机理是一样的。既然阴损可以及阳,同理,阳损也可以及阴。阳气虚弱也会累及阴精,使其化生不足,因而临床上也能见到由阳虚到阴虚的症状变化,如原有水肿、腰膝酸冷等肾阳虚的证候,发展日久,反而出现了烦躁、咽干喉痛、齿龈出血、小便短赤等肾阴虚的证候,这就叫阳损及阴。

29.发热严重时,反而会出现四肢冰冷的寒象,为什么?

这种现象中医叫作"阴阳格拒",是阴阳失调病机中比较特殊的一类病机,主要包括阴盛格阳和阳盛格阴两方面。高热时四肢冰冷即属于"阳盛格阴",它是指邪热内盛,深伏于里,阳气郁闭于内,格阴于外的一种病理状态,所以临床上多见于高热不退、热病的热盛至极时,同时伴有四肢厥冷、脉沉伏等寒象。由于其疾病之本质是热盛于里，而格阴于外，故称为真热假寒。这种四肢厥冷，又称之为"阳厥"或"热厥"，类似于现代医学所谓的高热休克时的周围循环衰竭。

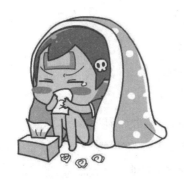

## 第三节　五行与脏腑

### 30.什么是五行? 和中医药有何关系?

中国古代哲学家用五行理论来说明世界万物的形成及其相互关系，认为宇宙万物可划分为五种性质，即木、火、土、金、水，称为"五行"。五行概括了五种基本动态：水（代表润下）、火（代表炎上）、金（代表收敛）、木（代表伸展）、土（代表中和）。这种对五行属性的界定，出自《尚书·洪范》：

"五行，一曰水，二曰火，三曰木，四曰金，五曰土。水曰润下，火曰炎上，木曰曲直，金曰从革，土爰稼穑。润下作咸，炎上作苦，曲直作酸，从革作辛，稼穑作甘。"如果说阴阳是古代的对立统一学说，那五行则是原始的普通系统论。

依照此规定，宇宙万物不但其物质属性能得以界定而分类，而且万物之间的关系也能得以认识。譬如，依据五行的特性，进一步就有了五方（东、南、中、西、北）、五音（角、徵、宫、商、羽）、五季（春、夏、长夏、秋、冬）等等。因为五行之间存在着生、克、乘、侮的关系，所以，每一类物质其五行属性一旦确定，它与其他种类物质

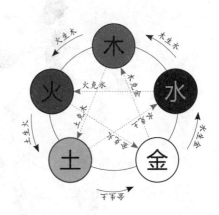

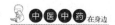
之间的关系就随之确定了。以木为例,生木者为水,木生者为火,克木者为金,木克者为土。可见,五行理论是一个揭示万物之间广泛联系的科学体系。

中医药学巧妙地引入了五行理论,不仅使得人体的脏腑结构和功能活动之间相互关联,而且还很好地解释了人体与自然、社会的整体关系,也阐释了药物的药性,如五味、归经,是寻找和开拓治疗药物的主要思路。

## 31.生病时五脏会相互影响吗?

依据五行理论,五脏配属五行,相互之间存在着生、克、乘、侮关系。

五脏中肝属木,心属火,脾属土,肺属金,肾属水。所以,肝喜生长、升发、条达、舒畅;心具温热、升腾之性;脾有承载、生化、受纳之功;肺善清洁、肃降、收敛;肾有滋润、向下运行之用。五脏间的相互关系有以下几种:

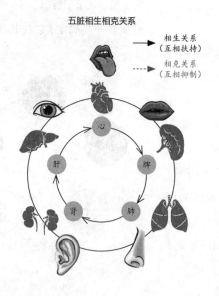

五脏相生相克关系

（1）相生关系的影响。包括"母病及子"和"子病犯母"两个方面。母病及子，指疾病由母脏传于子脏，如先有肾精不足，不能滋养肝阴，导致肝肾阴虚，又叫"水不涵木"，就是"母病及子"的表现。子病犯母，指疾病由子脏传于母脏，如先有心血不足，累及肝脏，导致肝血不足而成心肝血虚，就属"子病犯母"，或称"子盗母气"。

（2）相克关系的影响。脏腑病变时，也可出现"相乘"和"相侮"的现象。相乘即克伐太过，相侮就是反克。如肝气亢盛，影响脾的运化功能，叫"木乘土"；肝火上亢，灼伤肺金，使肺的宣发肃降功能失常，称为"木火刑金"或"木火侮金"。

### 32.五脏与五体、五官、五华、五液、五志的关系？

中医五脏，指机体的心、肝、脾、肺、肾，与现代解剖学的器官不同。

（1）五脏与五体

五体指筋、脉、肉、皮、骨等。五体与五脏相合：肝合筋、心合脉、脾合肉、肺合皮、肾合骨。

（2）五脏与五官

鼻为肺之官：鼻子的外形为胃气所主，鼻孔为肺气所主，所以肺开窍于鼻，鼻是肺之官，只要人的肺有病首先就会表现在鼻子上。这里讲的鼻子主要指的是鼻孔里边，肺热则鼻孔热、出气粗；肺寒则鼻孔冒凉气。比如当人得肺病的时候，就会出现喘息鼻张的症状。

目为肝之官：肝开窍于目，得了肝病会在眼睛上有所表现，一般得肝病的人两个眼角会发青。孩子如果受到惊吓，鼻梁处常会出现青筋或者青痕，这也与肝有关联。

在中医的五色和五脏的配属里，肝主青色。这个青色并不是我们平时所见的青草、树叶的绿色，而是苍色。肝是从肾水里面生发出来的，苍这个颜色是黑色与青色的一个过渡之色。顺便谈一个问题：如果人在冬季没有养好身体，到了春天气机就生发不起来，就会生病。所以，了解颜色和脏腑的对应关系对养生保健是有裨益的，我们平时可以通过观察面色的变化对身体的状况做出判断。

口唇为脾之官：脾开窍于口，口唇是脾之官。脾胃虚弱的人会出现唇黄或者嘴唇四周发黄，而胃燥火太盛则会出现嘴唇脱皮、流血等症状。

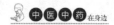

舌为心之官：舌为心之外候，即心若有病，可通过舌之变化反应，一般会出现舌头不灵活、舌卷缩、失语等症状。口误、经常说错话，也是心气不足之象。

《黄帝内经》上有"心病者，舌卷缩，颧赤"的记载。颧赤是说心若有病，颧骨这个部位会发红。除了颧骨，我们日常生活中还要留心印堂，因为心病还会表现在印堂处。印堂位于两眉之间，在日常生活中要注意观察印堂颜色，提早发现疾病。

耳为肾之官：《黄帝内经》云"肾开窍于耳"。肾之病能通过耳的症状表现出来，故耳朵的病跟肾相关。若肾病，则会有耳聋、耳鸣的症状。

五官通利则五味、五色、五音方能俱辨。中医认为五官与脏腑器官的关系极为密切，通过了解五官的病变就可以发现隐藏在身体内的五脏病变，所以我们要时刻留心五官的变化，才能留意到相关联的五脏的情况。

五官的养生方法很简单：常闭眼，养神；少说话，养心；平稳呼吸，养肺；多食美味，养口；少惹烦杂，非礼勿听，养耳。

（3）五脏与五华

五华，即面、毛、发、爪、唇。《素问·六节脏象论》载："心者生之本，神之变也，其华在面，其充在血脉"；"肺者气之本，魄之处也，其华在毛，其充在皮"；"肾者主蛰，封藏之本，精之处也，其华在发，其充在骨"；"肝者，罢极之本，魂之居也，其华在爪，其充在筋"；"脾、胃、大肠、小肠、三焦、膀胱者，仓廪之本，营之居也……其华在唇四白，其充在肌"。

心主血脉，心气旺盛、心血充盈，则脉搏和缓有力，面色红润而有光泽，舌体红润有神。若心气不足，心血不充则脉弱而细，面色苍白无华，舌淡失神；若心血瘀阻，面色青紫，舌体紫暗或有瘀斑；若心火上炎，可见面红，舌尖红或舌体糜烂等。

肺气宣发，皮毛得以温煦滋养而润泽，若肺气壅实闭郁，或肺气虚而不能宣发卫气、津液于皮毛，不仅卫外功能减弱，肌表不固自汗，易患外感疾患，而且皮毛焦枯失泽。肺开窍于鼻，"肺和则鼻能知臭香矣"。若外邪客于肌表，肺气不宣，则气道不通，鼻塞流涕；若肺内热邪壅盛，则肺气上逆喘促而鼻翼煽动。

脾主运化，脾气健运，气血化生有源，肌肉丰满壮实，口唇红润。若脾气虚，不能运化水谷精微充养肌肉，肌肉消瘦或萎废，唇色浅淡甚至萎黄无华；若脾不健运，水湿不化泛溢肌肤，则发为水肿。脾开窍于口，脾和则口能知五谷矣。

肝藏血，"淫气于筋"，筋骨运动正常。若肝血虚，血不养筋，筋失所养则肢麻，手足震颤，屈伸不利；若高热劫伤津血，则发为四肢抽搐，甚则牙关紧闭、角弓反张等肝风内动证。肝主筋，爪为筋之余，肝血充盈，筋强力壮，爪甲坚韧；若肝血虚，筋弱无力，爪甲多软而薄，或枯脆色不泽，甚至变形。肝开窍于目，"肝受血而能视"，若肝血虚，视物昏花或夜盲，肝阴不足，则两目干涩。肝经风热，则目赤红肿痒痛，肝风内动多见目斜上吊等。

肾开窍于耳及二阴，临床多以肾虚证表现于耳及二阴的功能失常。"其华在发"，发为血之余，肝主藏血为血海，但中医学认为肾藏精，"精血同源"，精血能互生，发由血滋养，但其生机则根源于肾气，所以"发为肾之外候"。若肾精气充盈，则毛发丰茂而光泽；若肾精气虚衰，则发枯不荣甚至变白或脱落。

（4）五液

五脏所化生的液体，即汗、涕、泪、涎、唾。《素问·寒明五气篇》："五脏化液：心为汗，肺为涕，肝为泪，脾为涎，肾为唾，是为五液。"

（5）五志

喜、怒、思、忧、恐五种主要情志活动的合称。情志的变动和五脏的机能有关，心志为喜，肝志为怒，脾志为思，肺志为忧，肾志为恐。

"五志过极皆为热甚"的观点是金元四大家之一的刘完素研究情志致病可以化热而提出的，他认为："五脏

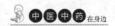
之志者,怒、喜、悲、思、恐也。若五志过度则劳,劳则伤本脏,凡五志所伤皆热也。"情志活动过度,躁扰阳气,化生火热,而致中风偏枯、惊惑、悲笑、谵妄、癫狂等。反之,火热亢极,又可扰乱神明,出现神志异常。但刘氏又认为五志化火生热的关键是心,若心火暴可致中风偏枯、谵语、狂、癫、悲痛苦恼,其因是由肾水虚衰,不能制火,致心火易亢,治宜清心火、益肾水。

### 33.何谓"奇恒之腑"?

奇恒之腑,即脑、髓、骨、脉、胆、女子胞。其共同特点是它们同是一类相对密闭的组织器官,却不与水谷直接接触,即似腑非腑;且具有类似于五脏贮藏精气的作用,即似脏非脏。奇恒之腑,除胆属六腑,与肝互为表里,其余奇恒之腑与五脏没有表里配属关系,但有的与八脉相联系。奇恒之腑在女子为六个,而在男子为五个。为了弥补男子的奇恒之腑,明清医学家加了"精室"这一脏器。

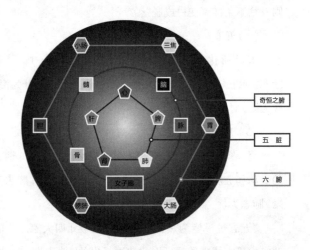

### 34.五脏与六腑的关系？

五脏指肝、心、脾、肺、肾；六腑指胆、胃、大肠、小肠、膀胱、三焦。它们有互为表里的脏腑关系。肝属木，心属火，脾属土，肺属金，肾属水。《灵枢·本输》所说："心合小肠"，"肺合大肠"，"肝合胆"，"脾合胃"，"肾合膀胱"。这些脏腑之间，经脉上相互络属，属性上阴阳表里相合，功能上相互配合，病理上相互影响，从而构成"脏腑相合"的关系，因此治疗上相应的就有脏病治腑、腑病治脏以及脏腑同治等方法。脏腑之间的实际关系，则更为复杂，因为人体作为一个整体，每一脏都和多个腑有关，而每一腑又可能受到多个脏的影响，按照五行属性，脏腑之间还有相生、相克等关系，如肝气犯胃等。

### 35.为什么说"肝胆相照"？

肝胆相照作为成语意思是肝与胆互相照应，借以比喻互相坦诚交往共事。它源自中医脏腑理论。肝与胆，经脉相互络属，构成表里相合关系。在生理上，肝胆同主疏泄，共同发挥协助消化的作用。肝主疏泄，一方面分泌胆汁，贮存于胆；另一方面调畅胆腑气机，以促进排泄胆汁。而胆附于肝，藏泄胆汁。两者协调合作，使胆汁疏利到肠道，以帮助脾胃消化食物。其中肝的疏泄功能起主导作用，肝所化生的精汁充盈，疏泄功能正常，胆才能贮藏足够的胆汁并适度地排泄胆汁；胆汁排泄通畅，也有利于肝主疏泄功能的有效发挥。另外，肝为将军之官，主谋虑；胆为中正之官，主决断，肝胆相互配合，则人的思维正常，遇事果断。故明朝张介宾在《类经·藏象类》说："胆附于肝，相为表里，肝气虽强，非胆不断，肝胆相济，勇敢乃成。"正由于肝胆在功能上息息相关，故病理上亦常相互影响，气郁、湿热、火旺之证多肝胆同时出现，而表现为精神抑郁、胁肋胀痛、口苦、眩晕、或见呕恶、纳呆、胁痛、黄疸、带下黄臭等症状。

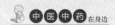

### 36.肝气与五脏病变有什么关系呢？

肝主疏泄，调畅气机，有助于全身气机和中焦脾胃气机之升降。肝气所病，包括肝气郁结与肝气横逆两种情况。肝气郁结不但表现为本脏的病变，而且影响其他脏腑，使其他脏腑也出现病变。气病及血，气滞必血瘀，气郁不达，津液停聚，亦可酿痰。肝气横逆犯胃，则致胃失和降，可见胸胁及胃脘胀痛或窜痛、呕吐、呃逆嗳气等；若乘脾，则导致脾的升清之能失调而出现腹胀、便溏等症状。此外，肝的疏泄功能，还有助于大肠的传导功能及水液的代谢功能。特别是足厥阴肝经"循阴股，络阴器，抵少腹"，故与膀胱的排尿功能亦密切相关。因此，保持乐观，调达情志，则五脏安康。

### 37.脾胃为什么是平衡系统？

脾与胃，经脉相互络属，构成表里相合关系。在生理上，脾运化与胃受纳相协，升降相因，燥湿相济。胃主受纳，腐熟水谷，是脾主运化的前提；脾主运化，则为胃的受纳腐熟创造了条件。如果没有胃的受纳腐熟，则脾无谷可运，无食可化；反之，没有脾的运化，则胃不能继续受纳。二者相互配合，共同完成对饮食物的消化和吸收，而同为后天之本。脾主升清，水谷之精微始得上输于心肺，胃才能行受纳腐熟之职；胃主降浊，则水谷下行而无停留积聚之患，又有助于脾气之升运。脾胃之气，一升一降，相反相成，从而保证了纳运功能的正常进行，构成人体气机升降枢纽。脾胃相互制约、相互为用，所以说，脾胃是机体的平衡系统。

### 38.肺与大肠相关有什么临床意义？

肺与大肠，经脉相互络属，表里相合。生理上，肺气清肃下降，气机调畅，并布散津液，能促进大肠的传导，有利于糟粕的排出；大肠传导正常，糟粕下行，则有助于肺气肃降。二者相辅相成，相互为用。从现代生理学的角度看，在呼吸带动下的膈肌运动，有助于肠道功能的条畅，而肠道的顺畅也必然会使呼吸自如；反过来，呼吸运动和肠道功能的障碍也会相互影响。若大肠实热内结，腑气不通，可影响肺的肃降，而出现胸满、喘咳等症。反之，肺失肃降，津液不能下布于大肠，则可见大便困难；若肺气虚弱，气虚推动无力，而致大便艰涩难行，称之为气虚便秘；若气虚不能固摄，清浊混杂而下，又可见大便溏泄。因此，临床上常脏（肺）病治腑（肠），腑病治脏，或者同时兼顾。

### 39.如何理解"心主神明"？

《素问·五脏篇》记载："心者，君主之官也，神明出焉。"心主神明，指心有统率全身脏腑、经络、形体、官窍的生理活动的功能，还有主司精神、意识、思维和情志等心理活动的功能。前人对心的理解，已包括现代医学的中枢神经系统的功能在内。人体脏腑、气血在心的这种中枢神经系统活动的影响下，进行统一协调的生理生活。心神正常，则人体各脏腑的功能互相协调，彼此合作，全身安泰。神能驭气控精，调节血液和津液的运行输布，精藏于五脏之中而为五脏之精，五脏之精所化之气为五脏之气，五脏之气推动和调控五脏的功能。因此，心神通过驾驭、协调各脏腑之气以达到调控各脏腑功能之目的。如心有了病变，失去神明统率的作用，其他脏腑的生理功能也会受到影响。

### 40.为什么说"脾胃一虚百病生"？

脾胃是后天之本，"百病皆由脾胃生"。脾胃是人体气血生化的关键，是脏腑气机升降的枢纽。如果一个人的脾胃不好，那么，身体的气血就会出现生成不足，身体各个部分得不到滋养，

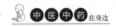

就会百病丛生。俗话说："春天养肝，夏天养心，秋天养肺，冬天养肾，四季养脾胃。"强调对脾胃的保养十分重要。要预防全身疾病，首先要保护脾胃功能。要预防脾胃疾病，关键在于保证脾胃功能的正常运转。

**41.如何理解"五脏藏神"说？**

神，指精神、意识、思维、情志活动，它不仅由心所统制，又分属于五脏。人的五种情志活动即神、魂、意、魄、志，各藏于其所属之脏，具体而言，心藏神，其志为喜；肝藏魂，其志为怒；脾藏意，其志为思；肺藏魄，其志为悲忧；肾藏志，其志为恐。心藏神，为生命活动的主宰；肺藏魄，体现形体动作的反应能力；肝藏魂，体现精神意识的感应能力；脾藏意，体现人的思想活动能力；肾藏精与志，精能化髓，髓通于脑，脑为志所居，体现人的记忆能力。

人体的脏腑、经络、形体、官窍，各有不同的生理功能，但它们都必须在心神的主宰和调节下，分工合作，共同完成整体生命活动。

## 第四节　精气血津液神

**42.为什么说"人活一口气"？**

气是构成人体的最基本物质，也是维持人体生命活动的最基本物质，是人体生长发育、脏腑运转、体内物质运输、传递和排泄的基本推动能源。此外，气还具有温煦作用、防御作用和固摄作用。气存人在，气散人亡，所以说"人活一口气"。

**43.人体内有哪些气？**

（1）元气。元气是人体生命活动的原动力。元气来源于肾中的先天之精，并受后天水谷精气不断补充和培养。元气具有推动和促进人体的生长发育、温煦和激发各组织器官的生理活动的功能。元气是维持人体生命活动的最基本的物质。

（2）宗气。宗气由肺吸入的清气和脾胃运化的水谷精气相结合而生成。宗气一方面可以上走息道以行呼吸；另一方面可以贯注心脉以行气血。肺的呼吸功能和心脏运行血液的功能与宗气关系密切。

（3）营气。营气是在血脉中能营养全身的气，由脾胃中运化的后天水谷精气所化生。营气的功能为营养全身和化生血液。

（4）精气。肾中精气的主要生理效应是促进机体的生长、发育和逐步具备生殖能力；同时人的寿命长短在很大程度上取决于肾精的盛衰。包括先天之精和后天之精。先天精气禀受于父母，它与生俱来，是构成胚胎发育的原始物质，即《灵枢·本神》所说的"生之来，谓之精"。由于肾对于精气有闭藏作用，为精气在人体内充分发挥其应有的生理效应创造良好的条件，不至于无故流失，影响机体的生长、发育和生殖能力。故《素问·六节藏象论》说："肾者主蛰，封藏之本，精之处也。"后天之精是指出生以后来源于饮食物，由脾胃运化而生成的水谷之气，以及脏腑生理活动中化生的精气通过代谢平衡后的剩余部分，这些后天之精也藏之于肾，故《素问·上古天真论》说："肾者主水，受五脏六腑之精而藏之。"

## 44.血是怎样生成的？

《灵枢·决气篇》说："中焦受气，取汁，变化而赤，是谓血。"中焦，则是脾胃；受气，是指受纳五谷；取汁，即是吸收营养物质；变化，则是指在造血场所的升华。可见，血的生成，就是将后天

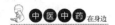
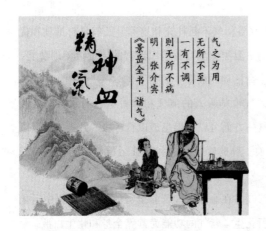

脾胃运化而来的水谷精微在特定的场所变化成了红色的液体。造血的场所在肾,方以智《物理小识》中说:"气之源头在于脾,血之源头在于肾。"这与现代医学所谓"骨髓造血"的理论也不矛盾,因为骨髓即为肾所主。这样一来,理解"精血同源""肝肾同源"的命题就十分容易了。不仅如此,关于血虚的病理机制也就清楚了,无外乎后天脾胃生成水谷精微的功能障碍和肾脏命门火衰、温煦无力。前者就是临床常见的"营养不良性贫血",而后者则属于"再障"与"肾性贫血"之类。

### 45.人体"金津玉液"在哪里?

医学中将人体的唾液(口水)称为"金津玉液",又称"津液",具有濡润口腔的作用。中医有"久唾伤肾"的说法,唾液为肾之液,久唾伤及肾阴,出现腰酸背痛、口干舌燥等症状。保持充足的唾液具有很好的养生作用。据医学研究证实,口水津液中含有丰富的水分、酵素、维生素B、蛋白质、钾、钙以及淀粉酶等多种有益人体的成分,并具有消炎、解毒、养颜、美容、参与调节生命活动力、防止细胞变性和帮助消化的作用。

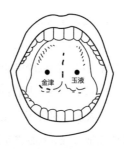

在中医针灸学中对"金津""玉液"两穴有明确定位,属经外奇穴,位于口腔内,舌下系带两侧静脉上,左为金津,右为玉液。

### 46.人有三宝"精气神"?

佛家有言:"天有三宝日月星,地有三宝水火风,人有三宝精气神。"说明天、地、人,各有其重要的元素。人的"三宝",以精为基础,气为动力,神为主宰,构成了"形与神俱"的有机整体。精,是构成人之形体的最基本物质,也是化气、生神的物质基础。精有先天之精和后天之精之分。先天之精,又称"元精",禀受于父母,与生俱来,是构成胚胎的原始物质,随着人体不断地生长发育,元精消耗,先天之精不能充养形体,故需要后天之精的滋养。后天之精,又称"水谷之精",来源于脾胃化生的水谷精微物质,滋养先天之精,二者相互滋养,共同促进和维持人体的生长发育。气,是人体内活力很强,流动不息的极细微物质,是构成人体及维持生命活动的最基本物质,也是化神的基本物质。神,是人体生命活动的主宰或其总体现。神有广义和狭义之分,狭义之神指人的意识、思维、情感等精神活动,广义之神指人体生命活动的主宰或其总体现。三者之间相互转化,精能化气,气能生神,神能驭气。精充气就足,气足神就旺;精亏气就虚,气虚神就少。反过来说,神旺说明气足,气足说明精充。因此,"精、气、神"三者是人生命存亡的根本。一个有精气神的人,无论身处逆境或顺境,永远朝气蓬勃,乐观豁达,头脑清醒。

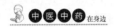 

### 47.怎样知道自己是气虚还是血虚？

有人说，气就是机体内在组织细胞的功能活动状态的外在反映。所以，气虚即表现为机体的脏腑机能减退，以少气懒言、疲倦乏力，喜静懒动，气短，易出汗，头晕心悸，动则诸症加重，舌质淡嫩，脉虚等为主要表现。血虚不完全等同于西医所谓的"贫血"，主要是指机体血液亏虚，不能濡养脏腑、经络、组织，以面、唇淡白或萎黄，爪甲色淡，头晕目眩，心悸失眠，多梦健忘，妇女月经量少色淡，舌淡苔白，脉细无力等症状和体征为主。简单地说，气虚总结为一个字即"累"，血虚总结为一个字即"淡"。但二者在临床上有时并不能截然分开，一般来说，气虚不能生血致血亦不足，血虚者则必有气虚，因为"血为气之母，气为血之帅"。

# 第五节 体 质

### 48.什么是体质？有哪些类型？

体质是个人禀受于先天、受后天影响，在其生长、发育、衰老的过程中所形成的与自然、社会环境相适应的稳定的人体个性特征。先天禀赋、年龄、性别、饮食、劳逸、情志、地理环境等因素的不同，造成人的体质不同。中华中医药学会将常见的体质分为九类，包括平和质、气虚质、阳虚质、阴虚质、痰湿质、湿热质、血瘀质、气郁质、特禀质。平和质以气血阴阳调和、体态适中、面色红润、精力充沛等为主要特点，是理想的体质；气虚质以少气懒言、气短声低、神疲体倦、易反复感冒等为主要特点；阳虚质以畏寒肢冷、手足不温、不喜生冷饮食等为主要特点；阴虚质以手足心热、口燥咽干、不耐暑热等为主要特点；痰湿质以体形肥胖、口黏苔腻、痰多等为主要特点；湿热质以面垢油光、口苦口干、身重困倦、苔黄腻等为主要特点；血瘀质以肤色晦暗，易出现瘀斑、瘀点，口唇暗淡、脉涩等为主要特点；气郁质以多愁善感、情感脆弱、常唉声叹气等为主要特点；特禀质即常说的过敏体质，以常见过敏反应为主要特点。

　　体质并非疾病，但它却是疾病的基础，也是对同一疾病产生不同反应的根本原因所在。体质决定着个体对某些疾病的易感性、耐受性。如偏阳者易感受热邪容易伤阴液，且更耐受寒冷。体质不同决定着不同致病因素作用于人体产生不同的病理变化，如同为湿邪致病，偏阳体质者得之易从阳化热而为湿热之证，偏阴体质者得之易从阴化寒而为寒湿之证。同种疾病因体质不同而表现各异，治疗时应当因人制宜，辨证论治。

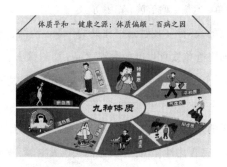

### 49.如何根据体质状况进行养生？

　　平和质的人，不需要做特别的养生规划，只需顺应自然，像古人所说的那样，"法于阴阳，和于术数，食饮有节，起居有常，不妄作劳"便能保持"形与神俱，度百岁乃去"。

　　气虚质的人，虽不宜逞强劳作，但也不宜久卧休息，因为"久卧则气虚"，会更加软弱无力，宜进行适当强度的锻炼，如慢跑、走路、太极拳、八段锦等；在饮食方面，首先应设法使脾胃健运，加强营养才能

见效；也可以服用黄芪、党参或人参、红景天、冬虫夏草等补气的药物。

阳虚质和气虚质的区别点，就是有没有怕冷这一症状。所以，除了遵循上述气虚质的养生原则之外，一切都得从保暖出发，才能避免寒邪的干扰。"当归生姜羊肉汤"就是阳虚质的最佳补养品，甘肃人尤其得天独厚。

阴虚质的人，自然是要时时不忘顾护自己的阴液。其实不去人为地损伤就是最好的顾护，譬如要避免过度的饮用咖啡、浓茶、饮料，避免过度的食用火龙果、榴梿、桂圆等热性水果；当然了，火锅、烈性的白酒、牛羊肉就更应该少食。对兰州人而言，冬果梨、鲜百合，就是天赐的养阴生津上品。若要填补肾精，则宜血肉有情之品，如虫草、龟板、鸡子黄、鳖甲等。

痰湿质的人，除了要注意居住处的干燥、清洁、通风外，饮食方面则更加要避免饮食过度的黏滞之品，如甜粽子、年糕、水果、稀饭等，还要少食油腻之品。在五运的"土运太过"之年，尤其要加以注意。

湿热质的人，尤其容易上火，也就是西医说的感染。所以要特别注意清洁，忌食热性食物，尤其是酒类、火锅等，遇事平淡平和，便无大碍。

血瘀质的人，还应该分辨为气虚血瘀、阳虚寒瘀、阴虚热瘀等具体的临床证候类型，对正气的养护可参考上述内容，至于活血的办法，最好依靠医生的指导。

气郁质的人，要特别注意家庭和工作的环境，除了个人的自我调养外，家庭成员和工作单位同事间的帮助也很重要。特别是女性朋友，在更年期尤其要注意调节，保持乐观豁达、平和愉悦的心态。

特禀质的人，要特别注意，因过敏而出现危急病情的人不在少数。要细心观察并总结经验，对曾经有过过敏反应的气味、花朵、食物、药物、饮品等，应格外加以注意，只要避免接触，就能幸免。

# 第六节　人体的时间轴

### 50.老了都会"肾虚"吗？如何防治衰老？

《素问·上古天真论》云："女子七岁，肾气盛，齿更发长；二七而天癸至，任脉通；……七七，任脉虚，太冲脉衰少，天癸竭，地道不通，故形坏而无子也。""丈夫八岁，肾气实，发长齿更；……七八，肝气衰，筋不能动，天癸竭，精少，肾脏衰，形体皆极。八八，则齿发去。"可见，人体生、长、壮、老、已的生命过程，都取决于肾精及肾气的盛衰。人自出生之后，从幼年期到壮年期肾精及肾气逐渐充盛，表现出筋骨坚强，头发黑亮，身体壮实，精力充沛的状态；到了老年期，随着精气及肾气的逐渐衰减，表现出面色憔悴、头发脱落、牙齿枯槁及生育能力丧失等现象。因此，每个老年人都会有不同程度的"肾虚"。不过，这种状况是随着年龄的增长而出现的，并非是由于其他原因所致，所以又称为"生理性肾虚"。人体通过合理养生，可以推迟肾虚的进程。

那么中医药如何防治衰老？要想延缓衰老的进程，就得顾护肾气，或者说，抗衰老可以从肾论治。六味地黄丸是滋补肾阴的基础方药，学者研究发现其有很好的抗衰老作用。古人讲："人过四十，阴气自半。"要补充阴气，则非养肾阴不可。

### 51.人体节律变化对疾病有何影响？

"日出而作，日落而息"是人们适应自然而形成的作息规律，在适应自然的过程中，我们的身体也随着自然界的变化形成了一定的人体节律。白天阳气盛，晚上阴气盛。其实，一天当中阴阳都同时存在，只是二者有力量的消长变化。午时是阳气最盛的时候，子时是阴气最盛的时候，从午时到子时阳气慢慢减少、阴气慢慢增多，从子时到午时阴气慢慢减少、阳气慢慢增多。

在这个变化过程中，只要阳气比阴气多，占主导地位，那么就显示出温暖、光明的特性，也就是白天。相反，只要阴气比阳气多，占据主导地位，那么就显示出寒凉、阴暗的特性，也就是黑夜。在阴阳的消长变化中，不断重复着昼夜的变化。人体在自然界昼夜阴阳变化中，也形成了白天阳气主外、阴气潜于内；晚上阴气主外、阳气潜于内的阴阳二气的盛衰变化规律。

《素问·生气通天论》说："故阳气者，一日而主外，平旦人气生，日中而阳气隆，日西而阳气已虚，气门乃闭。"人体阳气主要发挥推动生命功能的作用，所以人体阴阳两气的变化对疾病也有一定影响。中午之前，人体阳气随自然界阳气的渐生而渐旺，故病较

轻；午后至夜晚，人体阳气又随自然界阳气的渐退而渐衰，故病较重。就像古人所说的那样："夫百病者，多以旦慧、昼安、夕加、夜甚……朝则人气始生，病气衰，故旦慧；日中人气长，长则胜邪，故安；夕则人气始衰，邪气始生，故加；夜半人气入藏，邪气独居于身，故甚也。"

## 第七节　病因病机

### 52.什么是正气？什么是邪气？疾病就是一场"正"与"邪"的战争吗？

正气是人体的机能活动（包括脏腑、经络、气血等功能），防御抵抗疾病的抗病能力，以及康复能力，正气有气、血、阴、阳之分。邪气是各种致病因素的总称，包括外感六淫、疫疬、内伤七情、饮食、劳逸，以及外伤、虫兽伤等。只有当两者处于平衡或调和的状态时身体才是健康的。疾病是正、邪状态对抗的失衡，即是一场正与邪的战争，正邪纷争贯穿于疾病的始终。当正气遇到邪气，一场战

争就爆发了，正气不足是发病的内在因素，邪气有余是导致发病的重要条件，内外环境通过影响正气和邪气的盛衰而影响人体的发病。当邪毒入侵人体，人体的正气与入侵的邪毒做斗争，当正气旺盛，正气压过邪毒，邪毒不能得逞，正胜邪退，人就不会发生疾病或所患的病症治愈；当正气不足，不能与邪毒抵挡，节节败退，正虚邪实，人体就会得病。正确的治疗无非是达到扶助正气以抗邪、消除邪气以扶正的目的。

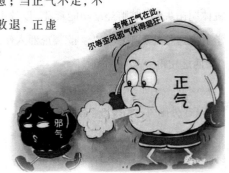

### 53.如何认识"六淫"？

正常的自然环境中有不同的组成因素，如空气的流动速度与方向、温度的高低、湿度的润燥，以及气压的大小等等，中医学将其称为"六气"。"淫"，有过度、过多、无节制、太过的意思，"六淫"就成了致病的因素，即风、寒、暑、湿、燥、火六种外感病邪的统称。在"六淫"中，风邪是最为活跃的分子，其他邪气也常常随风而行，就是因为风邪有"善行而数变"的特性，才能称为其他邪气的载体。

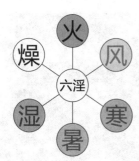

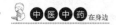

### 54.为什么说"正气存内，邪不可干，邪之所凑，其气必虚"？

《黄帝内经》说得好："正气存内，邪不可干，邪之所凑，其气必虚。"这不仅是中医对疾病的防治观，也是养生保健观。它的意思是说在人体正气强盛的情况下，邪气不易侵入机体，也就不会轻易发生疾病；而当人体正气不足，或正气相对虚弱时，卫外功能低下，往往抗邪无力，则邪气可能乘虚而入，导致机体阴阳失调，脏腑经络功能紊乱，以致引发疾病。所以中医学上把这种外邪则称为"虚邪"，虚邪入侵正气虚弱之体，则称为"两虚相得"。

### 55.外感风寒和风热怎么区分？

一般而言，外感风寒多发生于寒冷季节，冬季多见，以恶寒（即怕冷，穿厚衣服及盖厚被子不能缓解）重，发热轻，头身疼痛，流清鼻涕，咳嗽，咯白痰，舌苔薄白，脉浮紧为特征。而外感风热主要是以发热重，恶寒轻，鼻流黄涕，咯黄痰，或者痰黏而稠，咽喉疼痛或肿胀，舌苔薄黄，脉浮数为辨证依据。根据患者的感邪病史，特别是临床表现就可以鉴别，但临床上也有寒热外象不明显的情况，至于风寒日久，或治疗不及时而入里化热，就更应该提高警惕了。

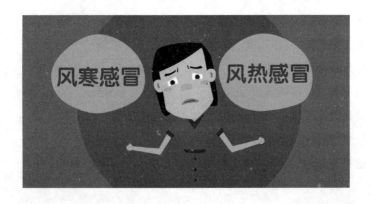

### 56.如何理解外感病"卫表不和"的病机？

外邪入侵机体，首先客于肌表，导致卫表不和。卫表的功能即是司开阖，且以阖多开少为常态。开则表现为汗出，发挥调节体温和排泄代谢产物的作用；阖则防御六淫之邪的入侵。所以，卫表不和的病机，包括阖而不开、开而不阖、开阖不利三种状况，《伤寒论》中所列的麻黄汤、桂枝汤以及麻黄桂枝各半汤就是针对上述病机的。

### 57.怎样理解外感病中的发热、恶寒？

风寒袭表，寒主收引，导致卫表闭塞，阳气郁遏于里故发热，肌表得不到阳气的温煦故恶寒。恶寒与畏寒不同。恶寒是由于阳气的布散通道受阻，而畏寒是由于阳气的能量不足。打个比方来说，客厅与阳台之间有一道门，冬天若将门关闭，则阳台上的人自然会发冷，而客厅里却变得闷热起来，此情况即类似恶寒，要使阳台上的人不冷，客厅里不闷热，则必须打开客厅与阳台之间那道门。畏寒的情况则相似于取暖措施不力，必须通过改善热源才能解决。

### 58.凉燥和温燥如何区别？

秋季昼夜温差较大、气候变化无规律，是各种疾病的多发季节。秋天的主气为燥气，属正常的气候变化，但是，如果太过，或者不及，就会变成伤害身体的因素，即燥邪。由于秋季上接盛夏，下连隆冬，故燥邪就有兼热、兼凉的区别。深秋近冬，天气变凉，西风肃杀，燥与寒相合侵犯人体，故为凉燥，临床表现为恶寒重，发热轻，头痛，无汗，眼、鼻、咽干而不适，咳嗽少痰或稀白，舌苔薄白，脉浮紧；同样，初秋尚有夏季之余热，久

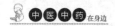
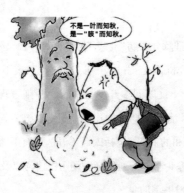

晴无雨，秋阳高晒，燥与热相合侵犯人体，故为温燥，临床表现为恶寒轻，发热重，口渴咽干，鼻咽干燥，痰黏稠难咯，舌红苔薄黄，脉浮数。总之，燥胜则干，是燥邪的致病特点。

### 59.怎样理解"寒从脚下起"？

《灵枢》有言："清湿袭虚，病起于下。""清"即"寒"，意思是说，寒湿之邪易侵袭人体下部虚弱之处，病起于下。寒为阴邪，有趋下之势，多易伤及人体下部。中国古代就有"阴阳同气相动"之说，人体上部为阳，下部为阴，同气相求，寒邪自然易从脚下起。

十二经脉中足三阳经与足三阴经在足部相交，足部有众多保健要穴，如涌泉、太溪等。现代医学也认为足部离心脏最远，且肌肉组织单薄，故血运不丰，循环不畅，更易导致足部温度较

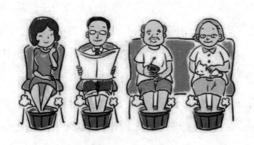

低。中国自古就有"寒头暖足"之说，故常用温水泡脚可以预防或驱散寒邪，特别对痛经、肾病、腰腿痛之类的疾病有所裨益。

### 60.为什么说肥人多痰、瘦人多火？

"肥人多痰，瘦人多火"，是中医学中对先天体质差异致病的基本认识。"肥人多痰"既可能是脾胃虚造成，也可能是脾胃不虚造成。脾虚者，则津液运化失常，脾为生痰之源，水液代谢障碍转而化生痰湿，痰湿内蕴则成肥胖。脾胃不虚，食欲旺盛者，喜食高热量、高脂肪的肥甘厚味及酒水饮料，且无节制，该类食物不易消化吸收，久而久之，在体内聚而成痰。此处"痰"包括呼吸道有形之痰，或无形之痰，以舌、脉见痰象为依据。形体肥胖的人，多表现为胸闷气短、倦怠乏力、舌苔厚腻、脉象弦滑等痰湿壅盛的征象。肥胖之人，若不注意节制饮食，积极调治，痰湿停滞体内，必将影响脏腑经络的生理功能，引起各种疾病。

大量的临床实践证实，瘦人往往肝肾阴虚在先，阳气相对偏亢，易生内火，所以说瘦人多火。火为阳邪，消耗真阴，体型自然也就偏瘦。此种人临床常见有盗汗、烦躁失眠、牙痛、咽痛、舌红少苔等症。

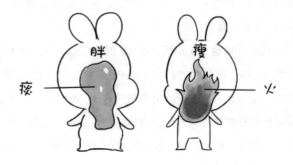

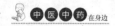

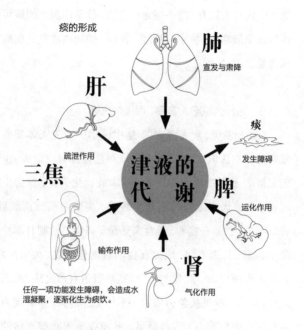

痰的形成

肝
疏泄作用

肺
宣发与肃降

三焦
输布作用

津液的代谢

痰
发生障碍

脾
运化作用

肾
气化作用

任何一项功能发生障碍，会造成水湿凝聚，逐渐化生为痰饮。

61.瘀、痰是怎样形成的？

瘀、痰也就是瘀血和痰饮，是两种病理产物。痰也称痰饮，稠厚的叫痰，清稀的叫饮，合称痰饮。痰饮是由人体津液凝聚变化而成，主要由于肺脾肾三脏功能失调所致。瘀，通常是针对血来说的，具体指的是血液停滞所形成的病理代谢产物，即"瘀血"。外感六淫、内伤七情、饮食劳逸、痰饮结石等各种致病因素均会引起脏腑功能失常，导致气虚或气滞，进而影响血液的运行，形成瘀血。

痰饮和瘀血，两者都是由于脏腑的功能失调而产生的。值得注意的是，痰饮和瘀血，作为病理产物，又会成为新的病因，导致一系列的病理变化；更为严重的是，痰饮和瘀血还常常会交织在一起联合致病，构成一些复杂疾病的核心要素。所以，中医学中就有"怪病怪痰""怪病怪瘀""怪病怪痰瘀"的说法。

62.病是吃出来的吗？

俗话说："病从口入，祸从口出。"从中医学对疾病病因的认识来说，是有道理的。

中医学认为，疾病的病因无非是外因、内因与不内外因。内因即指饮食与情志所伤，而饮食所伤则更为普遍，《黄帝内经》中说："饮食自倍，肠胃乃伤。"说的是饮食不节，当然还有饮食不洁的问题，即"病从口入"。

到了现代社会，"病从口入"依然有着重要的意义。饮食不洁虽已不复存在，而饮食不节又有了新的含义，除了量的不节制，还有质的增加，高热量、高脂肪、高蛋白过多，导致了代谢类疾病的暴发式增长。《素问·奇病论》就有"此肥美之所发也，此人必数食甘美而多肥也，肥者令人内热，甘者令人中满，其气上溢，转为消渴"的记载。现代诸多疾病都与饮食不合理有关，如高血压、高血脂、糖尿病、肥胖症等。

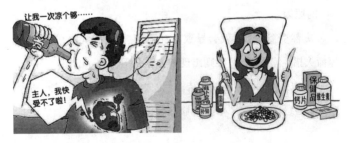

63.如何理解"形与神俱"？

"形与神俱"是《黄帝内经》中提出的健康观念。形，是指躯体，形俱，就是现代所谓的生理健康；神则指精神状态，神俱，即心理健康了。这与世界卫生组织提出的"健康不仅是躯体没有疾病，还要具备心理健康、社会适应良好和有道德"观念不谋而合。

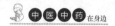

### 64.七情内伤对人体气机有何影响？

七情，是指喜、怒、忧、思、悲、恐、惊等七种情志活动。气机，是指气的运行机制。过度的七情变化，会导致气机的逆乱。中医学有"怒则气上，喜则气缓，悲则气消，恐则气下，思则气结，惊则气乱"的理论。

大怒使肝气上逆，甚则血随气逆。常表现为头昏头痛、面红目赤、急躁易怒等，严重者可出现呕血，甚至晕厥。

过度欢喜，会使心神涣散。常表现为心悸失眠、少气无力、无法集中精力等，严重时可表现为神志失常或心阳暴脱而大汗淋漓、脉微欲绝等，如"范进中举"就是因过喜而精神出现异常。

过度悲伤，则会使肺气耗散，肺失宣降。常表现为意志消沉、精神不振、气短胸闷、乏力懒言等。

过度恐惧，会使肾失固摄，气陷于下。临床常见二便失禁、遗精等。人在极其紧张的状态下会不停地如厕，就是"恐则气下"的原因。

突然受到惊吓，就会导致心神不宁、气机逆乱。常表现为惊慌失措、惊悸不安，甚则出现神志错乱等。

思虑过度，心脾气机郁结，运化失司。常表现为心悸、失眠多梦、倦怠乏力及食少纳呆、腹胀便溏等。

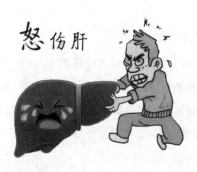

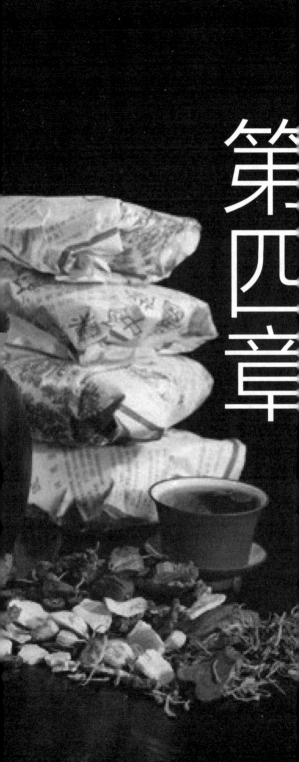

第四章

第四章

诊察方法，想学不难

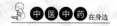
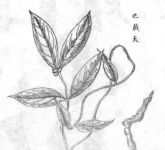

巴戟天

# 第四章　诊察方法　想学不难

中医学最早也讲解剖,《素问·经水篇》说:"若夫八尺之士,其生可以丈量而切循之,其死可解剖而视之。其腑之大小,脏之坚脆,血之清浊,脉之长短,皆有大数。"但为什么中医学没有按此路径发展下去呢?其中的一个重要原因就是受到儒家思想的影响。之后,中医学就按"脏藏于内,象见于外"的"司外而揣内"方法,通过疾病的症状、体征来判断机体的病理变化,而望、闻、问、切就是具体的认识方法。因此,想要学好中医学,四诊的功夫必须扎实。

## 第一节　四诊概述

### 65."望闻问切"的具体内容是什么?

望诊,在中医四诊中具有相当重要的地位。需要"望"的内容很多,不仅仅是要看生病的部位,还要观察病人的气色好坏、体型大小、体质强弱、行为特点以及舌象等等,都是望诊需要掌握的信息。

闻诊,形象地表达出中医通过听觉,获取并分析信息的特点。听的内容,不只是病人对病的描述,还要听病人说话的声音是高亢还是低沉,清脆还是沙哑，虚浮还是浑厚，急迫还是从容，从而判断病人的虚实。比如，《金匮要略》中的"射干麻黄汤证"，其显著特征就是"喉中如水鸡声"。"闻"后来又衍生出用鼻子嗅味道的意思，所以，闻诊还有嗅味的内容。病人的口中、身体是否有异味，排气、排泄物是否恶臭，也都在闻诊之列。

问诊，就是向病人或其家属询问，是四诊当中交流互动最直接的一种方式。前人已经总结出了"十问歌"。但是，不同的人对医生问题的反馈是不同的，需要医生不断地积累经验，以获得比较准确的疾病信息。

切诊，切脉是一种复杂的全身性的触诊，不仅切寸口脉、切人迎脉，还要切趺阳脉等，通过切脉感知病人的气血运行和变化。切脉，在当下已经在有些医生那里变得有名无实了，但笔者要告诉大家的是，我们既不能神话脉诊，不闻不问，只凭切脉，也不能放弃它，正确地体会脉象，对辨证是有参考价值的。如果能够熟练地背诵《濒湖脉学》，会对临床有非常大地帮助。

最后要强调的是，必须四诊合参，才能对疾病做出正确的判断。另外，并不是中医诊病不需要现代仪器，而是古代一直没有什么检查设备，只能依据四诊，如今，现代化的检查设备一应俱全，中医医生当然要利用仪器设备，为辨病、辨证服务。中医学只有与时俱进，才能更好地为病人服务。

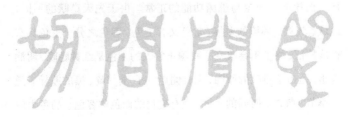

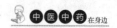中医中药在身边

**66.为什么说中医诊病是察"言"观"色"？**

"察言"属于中医学的"闻诊"，"观色"则属于"望诊"。不同的言语和面色，蕴含着丰富的信息。察言正常人的声音，具有发音自然、音调和畅、言语清楚等特点。声音与语言，主要反应肺、肾、心的功能。患病时烦躁多言，多属实证热证。沉默寡言多属虚证寒证。言语轻迟低微，欲言不能为"夺气"，是中气大虚之证。言为心声，言语失常多与心病有关。常见的语言异常有以下几种：

语言謇涩：说话不流利，发音不清楚。多见于中风后遗症或热病后期，痰火内盛，蒙闭清窍。再者，闻诊中的"听声音"就包括谵语、郑声、独语、错语等。

谵语：神志不清，语无伦次，声高有力。多发生于高热后，属热扰心神之实证。

郑声：神志昏沉，语言重复，时断时续，声音低弱。属于疾病晚期心气大伤，精神散乱的虚证。

独语：喃喃自语，见人则止。多见于邪陷心包或痰蒙心窍。

错语：语言颠倒，言后自知说错而不能自主。多见于心气不足，神失所养的虚证。

狂言：狂言叫骂，喜笑不休。多见于痰火扰心的狂证。

观色，即望面色，是观察面部皮肤的颜色和光泽的变化，从而了解病情的诊法。皮肤的颜色主要分赤、白、青、黄、黑五种。人在正常生理状态时面部显示的色泽为常色，表示人体精神气血津液的充盈与脏腑功能的正常。由于先天禀赋的不同，地域、气候、环境的差异，常色又有主色、客色之分。主色具有种族特征，终生不会改变。我国正常人的主色是红黄隐隐，明润含蓄，但由于禀赋的原因，也有偏赤、白、青、黄、黑的差异。随着季节、气候、时间的不同，微有变化的面色称客色。病色大致

也有赤、白、黄、青、黑五种，分别见于不同脏腑的疾病及不同性质的疾病。

赤色：面部颜色红于正常人，是血液充盈于皮肤脉络所致。面色赤通常是体内有热的象征。满面通红者，多见于外感发热或脏腑阳盛之实热证；两颧潮红者，多见于阴虚阳亢之虚热证；若是久病重病的患者，原本面色苍白，突见颧红如妆，游移不定，为虚阳浮越于上的戴阳证，属危重症候。

白色：面部缺乏血色而发白，为营血不荣于面所致。面部白常见于虚证、寒证或失血证。面色淡白无华而略带黄色，多属气血不足；面色㿠白而虚浮者，多属阳虚水泛；面色苍白，即白中透青者，可见于阳气暴脱之亡阳证，或里寒证剧烈疼痛之征象，或大失血病人。

青色：面部显露青色，是寒凝气滞，脉络瘀阻，气血运行不畅所致。面色青可见于寒证、痛证、气滞、瘀血和惊风。凡气血涩滞、气机不畅的气滞血瘀，都可见面色发青。气血瘀滞，经脉不利，"不通则痛"，所以痛证常见面色发青；外感寒邪或阴寒内盛，可见面色青白；面色青灰，口唇紫暗，胸部刺痛者，见于心阳不振，心血瘀阻；面色青黄，多见于肝郁脾虚；小儿鼻柱、两眉间及口唇四周色青者，多属惊风或惊风先兆。

黄色：面色比正常人发黄，为脾虚湿蕴之征象。面色黄一般见于虚证和湿证。面色淡黄，枯槁无华，称为"萎黄"，是脾胃气虚，气血不足；面色黄而虚浮，称为"黄胖"，为脾虚湿泛；面目肌肤俱黄，称为"黄疸"，其中黄色鲜明如橘皮色者，属"阳黄"，是湿热熏蒸，胆汁外溢所致，黄色晦暗如烟熏者，属"阴黄"，是寒湿郁阻之故。

黑色：面部显露晦黑的颜色，为阴寒水盛或气血凝滞的病色。面色黑见于肾虚、寒证、瘀血和水饮。面黑而浅淡者，为肾

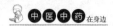

阳虚；面黑而干焦，为肾阴虚；眼眶周围晦黑者，为肾虚水泛或寒湿带下；面色黧黑而肌肤甲错者，为瘀血日久所致。五色中，不论何色，凡光明润泽者为"善色"，说明病变尚轻，脏腑气血阴阳未衰，胃气尚荣于面，其病易治，预后较好；凡枯槁晦暗者为"恶色"，说明病情深重，脏腑气血阴阳已衰，胃气已竭，治疗较难，预后不佳。

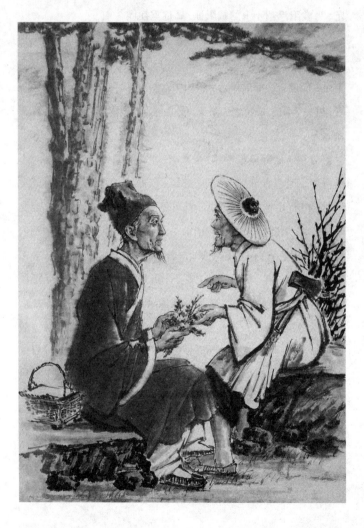

# 第二节 望　诊

### 67.为什么说舌是健康的窗户？

在中医诊病的"望、闻、问、切"中，"望"是最重要的，而最能表达疾病状态的就是舌。望舌包括以下几个部分：

首先看舌质，是红的、淡的、紫的，还是暗的。其次看舌体，是胖是瘦，有没有裂痕，是否是齿痕舌，或是裂纹舌。第三，看舌苔，是黄苔还是白腻苔。第四，看舌头是不是僵硬，有没有歪斜。最后，还要看舌下的脉络。正常的舌体是柔软、活动自如的，舌质是淡红舌、薄白苔，而且是颗粒均匀分布的。

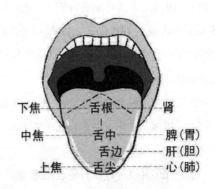

**舌色**

淡舌：舌色较正常浅淡，主虚证、寒证，多见于血虚，为阳气衰弱、气血不足象。色淡而胖嫩为虚寒，胖嫩而边有齿痕为气虚、阳虚。

红舌：舌色较正常深，呈鲜红色，主热证，多为里热实证。舌尖红是心火上炎；舌边红为肝胆有热；红而干为热伤津液或阴虚火旺。

绛舌：舌色深红，为热盛，多为邪热深入营分、血分或阴虚火旺。红、绛舌颜色越深，表明热邪越重。

瘀斑舌：舌上有青紫色之瘀点或瘀斑，多为内有瘀血蓄积。

青紫舌：全舌舌质呈现青紫，或为热极，或为寒证。舌质绛紫色深而干燥为热极，温热病者为病邪传入营分、血分；舌质淡黄紫或青紫而滑润者为阴寒证。

### 舌形

老嫩："老"即指舌质纹理粗糙，形色坚敛，多属实证、热证。"嫩"指舌质纹理细腻，形色浮嫩，多属虚证或虚寒证。

胖瘦："胖"指舌体胖大、肿胀，多与水湿停留有关。舌质淡而胖，舌边有齿痕者，多属脾虚或肾阳虚、水湿停留；舌质红而肿胀，多属湿热内蕴或热毒亢盛。"瘦"指舌体瘦小而薄，多属虚证。舌质淡而舌形瘦者，多为气血不足；舌质红绛而舌形瘦者，多属阴虚内热。

芒刺：舌乳头增生、肥大，突起如刺，多属热邪亢盛。热邪越重，芒刺越大、越多。临床上芒刺多见于舌尖与舌边，舌边芒刺多属肝胆热盛。

裂纹：舌体上有多种纵行或横行的裂沟或皱纹，多由于黏膜萎缩而形成。裂纹舌可见于少数正常人。舌质红绛而有裂纹者多属热盛；舌质淡而有裂纹者多属气阴不足。

### 舌态

震颤：舌体不自主地颤抖，多属气血两虚或肝风内动。

歪斜：舌体偏歪于一侧，多为中风偏瘫或中风先兆。

痿软：舌体伸卷无力，多因气血俱虚筋脉失养所致。

强硬：舌体不柔和，屈伸不利，甚或不能转动，多属高热伤津，邪热炽盛，或为中风的征兆。

## 舌苔

舌苔是胃之生气所现。正常的舌苔为薄白一层，白苔嫩而不厚，干湿适中，不滑不燥。

苔色：①白苔：白苔是临床上最常见的，其他颜色的苔可以认为是白苔基础上转化而形成的。白苔一般属肺，主表证、寒证、湿证，但临床上也有里证、热证而见白苔者。如薄白而润为风寒；薄白而燥为风热；寒湿之里证可见白而厚腻之苔。②黄苔：主热证、里证。一般说，黄苔的颜色越深，则热邪越重。淡黄为微热；嫩黄热较重；深黄热更重；焦黄则为热结；黄而干为热伤津；黄而腻则为湿热。③灰黑苔：多主热极、寒盛。舌苔灰黑而干，为热盛伤津；舌苔灰黑而湿润，多属阳虚寒盛。灰黑苔多见于疾病比较严重的阶段。

厚薄：薄苔多为疾病初起，病邪在表，病情较轻。厚苔多示病邪较盛，并已传里；或有胃肠积滞；或有痰湿。苔愈厚表示邪越盛，病情愈重。但舌苔的形成，反映了胃气的有无，舌苔虽厚，说明胃气尚存的一面，而少苔常表示机体正气不足，无苔则是胃气大虚，缺乏生发之机。舌面上有不规则的舌苔剥脱，剥脱处光滑无苔，称为花剥苔，多属胃的气阴不足，若兼有腻苔则表示痰湿未化而正气已伤。

润燥：反映体内津液的情况。正常舌苔不干不湿，无苔干燥为体内津液已耗，外感病多为燥热伤津，内伤病多为阴虚津液不足；舌苔湿润表明津液未伤，而苔面水分过多伸舌欲下滴，称为滑苔，则示体内有湿停留。

腻苔：苔质致密、细腻如一层混浊光滑的黏液覆盖于舌面，不易擦去，多属痰湿内盛。

腐苔：苔质疏松如豆腐渣，堆于舌面，易于擦去，多为实热蒸化胃中食浊，为胃中宿食化腐的表现。

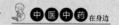中医中药在身边

### 68.从人的面色可以知道身体的疾病吗？

中医望面色，以面部颜色和光泽变化为主要内容，包括面部的青、赤、黄、白、黑五色变化与出现的部位，可反映脏腑气血的盛衰变化和病邪所在的部位。面部的色泽是脏腑气血的外部表现，五脏六腑气血通过经脉上荣于面，而表现为各种色泽变化。同时，人体的脏腑与面部的不同部位又有特定的联系。脏腑机能的好坏会在人的面部反映出来，因而观面色可知疾病。

根据五行学说和藏象理论，五色配五脏，即青色为肝色，主寒证、痛证、瘀血和惊风，以肝病为主。赤色为心色，主热证，以心病为主。黄色为脾色，主湿证和虚证，以脾病为主。白色为肺色，主虚证、寒证，为气血亏损征象，以肺病为主。黑色为肾色，主肾虚、寒证、痛证、水饮、瘀血，以肾病为主。

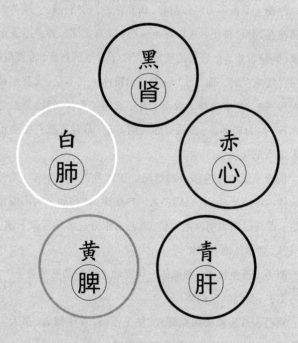

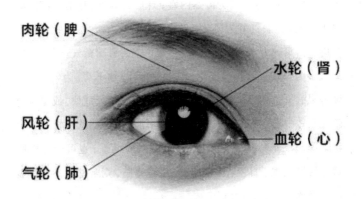

### 69.看眼睛就能知道身体的疾病吗？

　　中医称眼睛为"眼球"，又名"目珠"，位于眼眶内，靠前部中央，形圆似珠。中医把眼珠的外壁称为黑睛和白睛，它的前端中央为黑睛。黑睛内为黄仁，黄仁正中有圆孔，称为瞳神。黑睛后接白睛。中医又认为眼珠内有神水、神膏、视衣等，其后端接目系，上入于脑。

　　目为肝之窍、心之使，五脏六腑精气皆上注于目，因而目与五脏六腑皆有密切关系，体现在"五轮学说"之中。五轮分别属于五脏，即风轮眼黑（包括角膜和虹膜）属肝；血轮两眼的内外眦，及其附近组织属心；肉轮两眼睑属脾；气轮眼白（包括球结膜和巩膜）属肺；水轮瞳仁（包括瞳孔、晶状体、玻璃体、视网膜）属肾。中医认为"轮属标，脏属本，轮之有病，多由脏失调所致"，脏腑的病变能相应地在眼部出现某些特征，通过观察五轮的形色变化，可以诊察相应脏腑的病变，对眼科临床和内科病症的诊断具有一定的意义。眼睛黑白分明，视物清晰，神采内含是有眼神，虽病易治；若白睛暗浊，黑睛色滞，浮光外露，失却神采，视物模糊为无眼神，病较难治。目眦赤为心火，淡白为血

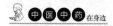

虚；白睛赤为肺热，黄为湿热内盛；珠肿为肝火；眼胞皮红而湿烂为脾火；全目红肿为风热；目胞上下鲜明为痰饮，目胞色暗为肾虚。目窠肿为水肿初起征象，目窠内陷为脏腑精气衰竭；眼球突起多为瘿病。若瞳仁变色，眼生翳膜，视物不清，为内障、外障等眼病。若见瞳仁扩大是肾精耗竭，见于濒死危象，或绿风内障及某些中毒症；若瞳仁缩小，多属肝胆火旺、虚火上扰或为中毒。眼睑下垂称睑废，为先天不足或脾肾两虚，也可因外伤所致。目翻上视、直视，病较严重，昏睡露睛，则常见于小儿脾虚或慢脾风。

# 第三节　闻　诊

## 70.闻"声"就能辨识健康吗？

在疾病过程中，医生通过听由病体发出的各种异常声响，即观察病人的声音、语言、呼吸、咳嗽、呃逆、呕吐、肠鸣等来诊察病情。例如患者发声重浊，声高而粗，多属实证；发声轻清，低微细弱，多属虚证。小儿阵发惊呼，发声尖锐多为惊风。声高有力，前轻后重，多为外感病；声音低怯，前重后轻，多为内伤。说话多而声音有力，多属实热；说话少而声音低微，或说话断续不接，多属虚寒。说话声高有力，但语无伦次，神志不清，为谵语属实证；发音无力或不接续，语言重复，神疲乏力，为郑声，属虚证；自言自语，见人便停，为独语，属心力不足。语言謇涩多为中风。呼吸气粗或喘多属热实，呼吸气微多属虚证。咳声重浊声粗，多属实证；咳声无力，多属虚证；干咳阵阵而无痰为燥咳；咳时痰声辘辘，多为痰湿咳嗽。呃声高而短，且响亮有力，多属实热；低而长，且微弱无力，多属虚寒。呕吐声音微弱，吐势缓慢，吐物为清痰水，多为虚证、寒证。呕吐声音宏大，吐物痰黏黄，或酸苦，多属实证。还可凭借肠鸣声的部位辨别病位和病情，例如肠鸣在胃部，如囊中水，振动有声，行走时以手按之，为痰饮阻滞。肠鸣在腹部，得温得食则减，受寒或饥饿加重，多因久病不愈，或过食生冷或腹部受寒使胃肠气机不和所致。

### 71.疾病真的可以"嗅"出来？

"嗅"属于中医四诊闻诊的范畴，是指医生通过嗅觉了解病人气味方面的变化。嗅气味，即观察病人的分泌物、排泄物的气味变化，以协助辨别疾病的虚、实、寒、热。

嗅病气，可分为嗅病体之气与病室之气两种。嗅病体之气主要是嗅病人口气、汗气、痰涕及大、小便的气味等。正常人说话时不会发出臭气。口臭，多为肺胃有热，或有龋齿，或口腔不洁；口出酸臭味，多是胃有宿食，消化不良；口出腐臭气，多是溃腐疮疡。汗有臭秽气味，为瘟疫；汗有腥膻气味为风湿热久蕴于肌肤。咳吐浊痰脓血，有腥臭味，多是肺痈。鼻出臭气，经常流浊涕为鼻渊证。大便酸臭，秽臭为肠中积热；气味腥臭多属寒。小便臊臭，多为湿热。而病室有血腥臭，多为失血症；尿臊气为水肿病晚期；烂苹果样气味为糖尿病，均为危重病证候。

### 72.口气能反映身体的疾病吗？

口气是指自觉或他人闻及从患者口中散发的异常气味。正常状态下呼吸或讲话口中无异味。口中散发出臭气，称为口臭，由大蒜、韭菜、洋葱等刺激性食物引起的口臭是暂时性的，容易消散。

病理性口臭与

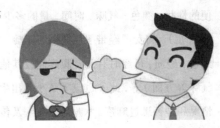

口腔疾病（口疮、龋齿、牙疳）、脾胃（便秘或食积）、肺（肺热肺痈）、肾（肾阴亏虚引起的口疮）等相关，并受情志影响。口气酸臭，伴有食欲不振、脘腹胀满者，可由暴饮暴食导致脾胃运化不及，属于食积胃肠。口气腐臭，或兼有咳吐脓血者，多是有溃腐脓疡。

# 第四节 问　诊

### 73.中医问诊问些什么？

问诊指的是医生对病人或陪诊者进行系统而有目的的询问。询问病人的体质、生活习惯、起病原因、发病及治疗经过、主要痛苦所在、自觉症状、饮食喜恶、既往病史及家族史等情况，了解疾病的发生发展、现在症状和其他与疾病有关的情况，以诊察疾病的方法。明代医家张景岳认为问诊"乃诊治之要领，临证之首务"。清·陈修园在总结前人问诊要点的基础上写成《十问歌》："一问寒热二问汗，三问头身四问便，五问饮食六胸腹，七聋八渴俱当辨，九问旧病十问因，再兼服药参机变，妇女尤必问经期，迟速必崩皆可见，再添片语告儿科，天花麻疹全占验。"具体来讲，问诊包括问寒热、问汗（有汗无汗、出汗的时间和部位、汗量的多少、出汗的特点及主要兼症表现）、问疼痛（疼痛的部位、性质、程度）、问耳目、问睡眠、问饮食口味（包括饮水多少，喜冷喜热，食欲与食量，口中异常味觉等方面）、问二便（大、小便的性状、颜色、气味、时间、量的多少及排便次数，排便、排尿感觉等）、问女子经带（月经初潮年龄、月经周期、经期、经量、经色、经质，行经时有无腰腹疼痛或其他症状；带下量、色、质、气味等方面）等，此外也应了解小儿出生前后的情况、预防接种情况和是否患过麻疹、水痘等传染病及传染病接触史。

# 中医十问歌

一问寒热二问汗，三问头身四问便

五问饮食六问胸，七聋八渴俱当辨

九问旧病十问因，再兼服药参机变

妇人尤必问经期，迟速闭崩皆可见

再添片语告儿科，天花麻疹全占验

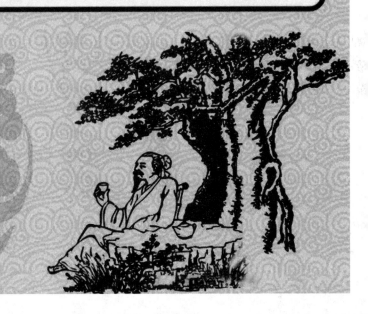

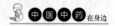

# 第五节 切 诊

### 74.诊脉为什么能够体现身体的奥妙？

脉象的形成，和脏腑气血关系十分密切，气血脏腑发生病变，血脉运行受到影响，脉象就会有变化，故通过诊察脉象的变化，可以判断疾病的病位、性质、邪正盛衰，推断疾病的进退。如脉浮，病位多在表，脉沉，病位多在里；迟脉多主寒证，数脉多主热证；脉虚弱无力，是正气不足的虚证；脉实有力，是邪气亢盛的实证。久病脉见缓和，是胃气渐复，病退向愈之兆；久病气虚，虚劳、失血、久泄久痢而见洪脉，则多属邪盛正衰危候；外感热病，热势渐退，脉象出现缓和，是将愈之候；若脉急疾，烦躁则为病进危候。

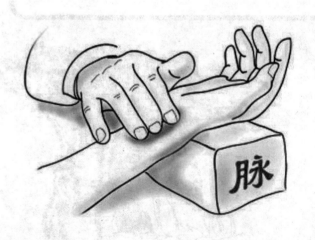

# 中医治法

## 随『证』为变

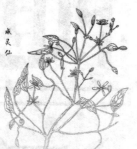

威灵仙

# 第五章　中医治法　随"证"为变

辨证论治，是中医学的特色，其关键是要准确把握"证"的含义。在中医学里，与"证"意思相近的名称有"证候""病机""病理"等，"理法方药"的"理"就是"证"。依据中医基本理论，将四诊得来的症状和体征进行综合分析，得出关于正邪状况的评估，而评估的结果，必定是包括了对病位、病性等反映正邪状况的概括，譬如脾胃虚寒证、肝郁脾虚证、风寒束表证等，都是关于病位、病性的总结。证的形成，与感受不同的邪气有关，更与机体的体质偏差有关；即使是同样的疾病，作用于不同体质的人，证候则有不同。所以说，辨证就是辨疾病在机体上的不同反应，即个性、特殊性，是完全彻底的个性化的诊疗方案。中医治病，就是从病人主诉的主要症状或体征入手，参考兼夹症状及舌脉征象，进行准确的辨证，这是取得临床疗效的关键。

# 第一节　辨证举例

### 75.导致耳鸣的病机有哪些？

耳鸣即患者自觉耳内鸣响，如潮或蝉鸣，妨碍听觉，或单或双，或续或断，且多伴有听力下降、失眠、乏力、焦虑烦躁等临床症状。中医学认为，耳为肾之窍，为肾所主，又因胆经过耳，肝胆互为表里，所以，耳鸣的发生，主要关乎肾及肝胆。

肾为先天之本，藏先后天之精气，主封藏，开窍于耳，主骨生髓，又脑为髓海。若肾中精气不足，髓海失充，耳窍失养，则可发为耳鸣、听力减退，甚则耳聋，且经常伴有头晕等症状。

肝与胆相表里，胆经循行过耳，主耳病，若肝的生理功能异常，必然影响到胆经经气的运行，且肝胆属木主升发，易发火证，循经上耳，发为耳鸣耳聋。肝肾为子母之脏，精血同源，肝正常功能的发挥有赖于肾水的充足来滋养，肾水不足，水不涵木，肝阳亢盛，耗伤肝血；情志不畅，肝郁化火，火性炎上，耳

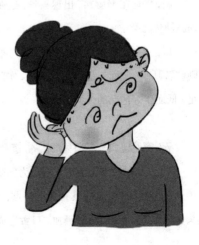

窍不宁发为耳鸣。肝失疏泄,血液运行不畅,瘀血阻络,胆经巡行于耳周入耳,经气不利,皆可发为耳鸣。

此外,风温毒邪侵袭,耳窍脉络受损;脾运失健,聚湿生痰,痰郁化火,痰火上扰清窍,也可导致耳鸣的发生。

### 76.头晕眼花是怎么发生的?

头晕眼花是临床常见症状,其病因病机还是比较复杂的。

中医学认为,脑为清窍,诸阳之会,是为髓海。故凡是能够扰动清窍的内外之邪,都将是导致头晕眼花的病理因素,一般认为有风、火、痰、瘀、虚五种。

风,包括外风和内风。外风即指外感风邪,也就是感冒引起的头晕;内风即由肝阳所化。现代医学中,高血压控制不佳,出现中风先兆者,则与此相当。

火,包括肝阳化火、心火暴盛、阴虚火旺等,是肝风内动的前奏。

痰,包括饮。痰饮皆为阴物,阻滞脑窍,导致头晕。西医所谓的中耳及内耳疾病,如迷路炎(内耳炎)、中耳炎、梅尼埃病等,就属于这种情况。

瘀,瘀血阻滞脑窍,出现头晕,是临床最常见的证型。相当于脑动脉硬化之类。

虚,主要指肾精亏虚和气血不足。《灵枢·海论》说:"髓海不足,则脑转耳鸣。"而气血不足的病人,实际上就是指具有贫血、营养不足、低血压等情况的人群。

### 77.哪些迹象表明身体"上火"了?

"上火"是日常生活中人们最为熟知的症状。"上火"分为实火和虚火。火邪侵袭,火性具有炎上特点,火热多上冲于头面部,表现为头昏目胀、鼻腔灼热、流鼻血、口舌生疮、口腔溃疡、牙龈肿痛、咽喉干痛等症状，此外还可表现为发热、口燥、舌体干裂、尿黄、便秘、口干口苦、心烦躁扰、口渴引饮、面红汗多、脉洪大数而有力，甚则神昏谵语、发斑、出血等症状。实火特征为病程较短，症状较剧烈。阴虚"上火"的人，特征为病程较长，多为慢性、虚性病症，以潮热、盗汗、口干、五心烦热等为临床表现，且迁延、反复发作，如习惯性便秘、反复性口疮等。

### 78."少气懒言"是怎么回事？

"少气懒言"是虚证的常见症状，见于气虚证、阳虚证，与心、肺、脾胃、肾等脏腑密切相关。多由先天禀赋、劳倦内伤、久病难愈、营养不良、年老体虚等因素导致各脏腑功能减退。具体来说，分为心气虚、肺气虚、脾气虚、肾气虚诸证。这些证型除少气懒言症状外，心气虚证表现为心悸、失眠健忘、舌淡；肺气虚证则兼见气短、自汗、咳嗽、气喘、胸闷；脾气虚证兼见饮食减少、面色萎黄、大便溏薄；肾气虚证则见腰膝酸软无力、小便频数。阳虚证则在面色㿠白、少气懒言的基础上，必伴有畏寒肢冷，因为"阳虚则外寒"。

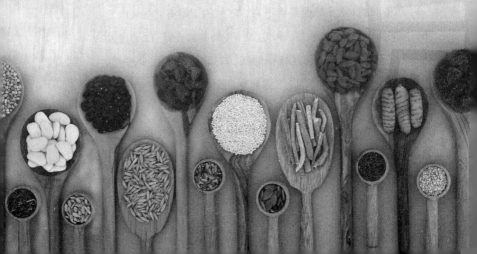

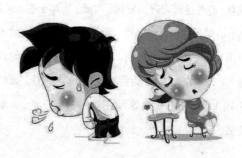

### 79.如何区分发热？

发热，是指体温升高或自觉发热的症状，中医学将发热分为外感发热和内伤发热两种。外感发热是六淫邪气侵入肌表导致表闭、阳气被阻而形成，在发热的同时，伴有恶寒、打喷嚏、肌肉酸痛、脉浮等症状。内伤发热，多因饮食、七情、劳倦等诱发，根据发热程度及症状性质不同，分为壮热、低热、潮热。

壮热，是指体温在39℃以上的高热，伴随口渴、汗出、脉洪大等症状。壮热是邪热炽盛的表现，属于实证，持续的高热可危及生命。

低热，指自觉发热但热势不高。常见的证型有：①气虚发热：长期低热，伴神疲乏力、少气、自汗，动则加重等；②阴虚发热：低热日久不退，伴五心烦热、颧红、口燥咽干、舌红少苔；③阳虚发热：低热，四肢不温、形寒肢冷、舌淡苔白；④气郁发热：胸胁胀闷、口苦、大便秘结、舌红。

潮热是指热有定时，有如潮汐一般。下午3~5时热势较高者，称为日晡潮热，又称阳明潮热。午后或夜间潮热，心烦失眠、心悸盗汗、舌红为阴血亏虚、阴虚火旺所致。若夜间发热，出现肌肤甲错、舌色青紫或有瘀斑的症状，为瘀血所致。

80. "盗汗"和"自汗"如何区分？

睡时汗出，醒时汗止，称为盗汗。症状有轻有重，较轻者出汗量比较少，醒后感觉身体稍有黏腻，无明显汗液排出；甚者出汗量可湿透衣物，醒来不再排汗，患者出现潮热、口干舌燥、烦躁、疲乏等症状。盗汗产生的机制，可有气虚、阳虚、风劳、血虚、湿热、瘀热、阳热内盛等。

醒时经常汗出，活动时症状加重为自汗，多为气虚证成阳虚证。多因病后体虚、表虚受风、思虑烦劳过度、嗜食辛辣，也可由风热、风湿、湿热、痰阻、营卫不和、暑热痰湿、瘀热等原因导致。

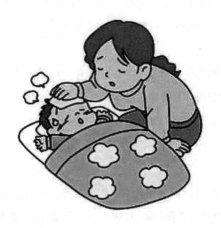

81. 口味偏好也能致病吗？

《黄帝内经》提出健康的饮食习惯应该是："谨和五味，骨正筋柔，气血以流，腠理以密，如是则气骨以精，谨道如法，长有天命。"五味包括酸、苦、甘、辛、咸，谨和五味指饮食讲求平衡合理，才能获得全面充足的营养物质，使身强体健、神采奕奕，达到延年益寿的目的。个人口味的形成与生活地域、地区生活饮

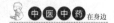
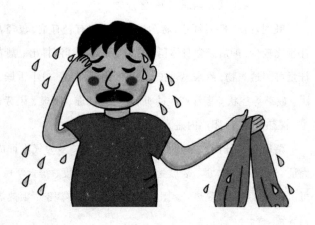

食习惯和遗传因素有关,五味绝对平均不是最佳状态,而是根据个人体质,可以稍微偏好某些味道,但不能太过。

**偏食酸**

肝喜酸,适当吃酸味食物,对肝是有一定滋养作用的。但一旦嗜酸过度,则容易导致肝失疏泄,肝木克土,肝脾不和,气机不畅。另外,酸性涩滞、收敛,酸味吃得过多,还会有碍胃的正常生理功能,影响消化,引发一系列脾胃问题。

**偏食苦**

苦入心,夏日适当食用苦瓜、莲子茶等苦味食物可以清心火、消暑热,但过分喜食苦物,可能与心火内盛有关,表现为心悸烦躁、失眠多梦、口舌生疮、舌尖红等。苦物多性寒凉,长期过食不仅损伤心气,还会加重脾胃虚寒情况,出现食欲差、腹部冷痛、腹泻等症状。

**偏食甘**

"甘"不仅是"甜",还包括"淡",例如大米、馒头等淀粉类食物,也属于"甘"。甘入脾,适当食用南瓜、红薯、小麦等甘物可滋养脾胃。但日常食用的蛋糕、糖糕、西瓜、冰激凌、甜点等甜味代表食物及甘味食物不易消化吸收,壅中碍胃,形成痰湿,过食此类甜物往往导致食欲不振、消化不良、肥胖、消渴等。过食甘味寒凉食物,还易损伤脾胃阳气,出现脘腹冷痛、腹泻症状。

### 偏食辛

辛指麻、辣一类的味道。肺喜辛辣,胡椒、辣椒、葱等辛辣之品均可入肺,有助于解表行气、调理气血、通阳发汗、驱寒散湿,适用于体质寒湿、阳虚的人适量食用。过度偏好辛辣食物,可能是脾胃虚弱的信号,需要及时调整和恢复脏腑功能。长期嗜食辛辣,易导致肺气宣发太过、气机耗散、耗伤精神,出现气短、乏力等;还能导致胃肠蕴热,出现痔疮肿痛出血。

### 偏食咸

咸应象于肾,肾为封藏之本,主闭藏,宜藏不宜泄,适量的咸味对肾有滋养作用,但长期高盐饮食会导致

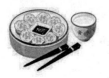

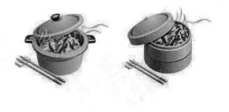

肾失封藏,出现腰疼、性欲降低、生殖力降低等;《内经》有云"味过于咸,大骨气劳",过食咸物可伤骨,甚至加重骨性疾病的病变,所以颈肩腰腿疼的人群建议减少盐分摄入;肾气偏胜,克伐心脏,气血化生不利,血脉凝滞,面色发黑,常伴有心悸、气短、胸痛等症状,还可能引发高血压、心脏病等疾病,与现代医学观点相吻合。

### 82.便秘是怎样形成的？如何预防便秘？

中医学认为,大肠的主要功能是吸收水分、排泄糟粕。一切造成大肠传导失司的病因均能导致大便秘结,表现为排便周期延长,或周期不长,但粪质干结,排出艰难,或粪质不硬,虽有便意,但排泄不畅。《伤寒论》中有"阳结""阴结""脾约"等名称,金元时代有"虚秘""风秘""气秘""热秘""寒秘""湿秘""热燥""风燥"

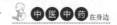

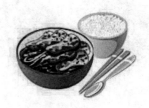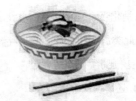

之分，由此可知便秘病因病机复杂多样。便秘的治疗应以通下为主，但绝不可单纯用泻下药，须辨清虚实。实秘为邪滞胃肠，壅塞不通所致，故以祛邪为主，给予泻热、温散、通导之法，祛邪通便，主要包括热秘、气秘和冷秘；虚秘为肠失濡养，推动无力而致，有气虚、血虚、阴虚和阳虚的不同，故以扶正为先，给予益气温阳、滋阴养血之法，则气足便通，增液行舟。

汉代王充在《论衡》中指出："欲得长生，肠中常清，欲得不死，肠中无滓。"《丹溪心法》云："五味入口，即入于胃，留毒不散，积聚既久，致伤冲和，诸病生焉。"可见，腑气通畅、二便规律对健康极为重要，肠中的残渣、浊物要及时不断地得以清理，排出体外，才能保证机体正常的生理功能。如果大便经常秘结不畅，可导致浊气上扰、气血逆乱、脏腑功能失调，因此而产生或诱发多种疾病，所以中医养生理论认为定时排便，建立条件反射，保持大便通畅可以防病益寿，对健康大有益处。日常生活中我们可以通过以下方式润肠通便，理气疏导，预防和改善便秘：

### 补充水分

平时多进食黄瓜、葡萄、香蕉等水分较多的瓜果蔬菜，尤其发热或病愈患者体内津液亏虚，更需要补充水分，必要时可在医生指导下服用生津润肠的中药。

### 饮食清淡，营养均衡

勿偏嗜油腻，注意营养均衡，可多摄入富含膳食纤维的蔬菜、杂粮，如糙米、玉米、芹菜、韭菜等，增加优质脂肪的摄入，如坚果、橄榄油等。

### 按摩腹部，适量运动

腹部按摩可以起到疏畅气血，增强肠胃功能和消化排泄功能，加强大小肠的蠕动，促进新陈代谢，通畅大便的作用。平常可选用一些传统保健功法、散步或太极拳等舒缓的运动，可有效促进胃肠蠕动。

### 保持心情愉快

及时疏解抑郁、焦虑等不良情绪；调摄精神，保持情绪安定，保持脏腑功能顺畅平和。

### 养成良好排便习惯

规律作息，定时如厕，晚上睡觉之前或早晨起床之后，可按时上厕所，久而久之，则可养成按时大便的习惯。排便要顺其自然，不忍便，不强求。

"强忍"和"强挣"都易损伤人体正气，引起痔疮等病。现代医学也认为，憋便不解使粪便水分流失，更加干燥难以解出，而且部分毒素会被肠道黏膜吸收，危害人体健康。

排便时，强挣会过度增高腹内压，导致血压上升，特别对高血压、动脉硬化者不利，容易引起心脑血管意外。另外，由于腹内压增高，痔静脉充血，还容易引起痔疮、肛瘘等病，老年患者尤其需要注意。

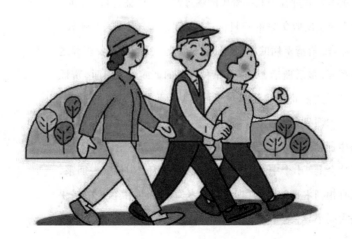

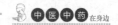

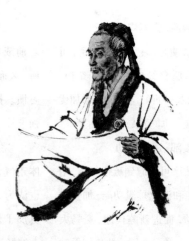

83.有人说"十个中医十个样",是这样的吗?

这种说法有一定的道理,但也有缺陷。说有一定的道理,是因为体现了中医学辨证论治的特性。

辨证的关键是"辨",即审辨、甄别的意思。要明白证的概念,就要把"病""症"和"证"做一比较。"病",是指有特定的病因、发病形式、病机、发展规律和转归的一种完整的过程。"症",是指疾病的具体临床表现。所谓"证",即"证候",它是机体在疾病发展过程中某一阶段的病理概括。辨证是将望、闻、问、切等诊法所收集来的资料,在中医理论指导下,通过比较、分析和综合,辨清疾病的原因、性质、部位、发展阶段及正邪之间的关系等,最后概括、判断为某种性质的证或病。因而,辨证的过程就是对病情做出正确地全面分析、推理、判断的过程。由于受学术派别的影响,观察的视角各异,即使是同样一种病,不同医生所辨的证候、所选用的方药均可能会有一定的区别,这就是社会上"十个中医十个样"说法的原因。但话又说回来,只要是有相当水平的医生,即使是学术门派不同,其辨证的结果也只是大同小异,绝非是天壤之别。

### 84.中医说的"治病求本"是什么？

"治病求本"，首见于《素问·阴阳应象大论》："阴阳者，天地之道也，万物之纲纪，变化之父母，生杀之本始，神明之府也，治病必求于本。"告诫医者在错综复杂的临床表现中，除了必须正确辨证外，在确定治则时，必须辨析引发疾病的根本原因，采取正确的治本方法。"治病求本"是几千年来中医临床辨证论治一直遵循着的基本准则。

"治病求本"中的"本"意为"根本"，"求本"也就是辨析疾病的根本原因。《黄帝内经》有云："善诊者，察色按脉，先别阴阳。"可见，阴阳即指"治病求本"的"本"。其实，求阴阳之本，就是辨证。辨证准确了，就是找到疾病的根本原因了。如常见的乳腺增生，可以由肝气郁滞、气滞血瘀、气滞痰凝、痰热郁结等多种原因导致，采用软坚散结只能治标，而疏肝行气、活血化瘀、消痰散结等才是治本之法。

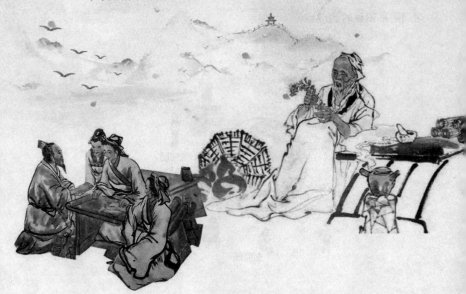

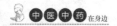
85.体质学说有何临床价值？

根据不同的体质，才能做到辨证、治疗、预防的因人而异。

（1）根据体质推断易感疾病。譬如，妇女虚寒质易见月经延后、量少、色淡、经行泄泻、痛经，甚至闭经，或出现宫寒不孕、孕后胎萎不长等；燥热质易见月经量多、经期延长或经间期出血，还可出现崩漏、胎动不安或子晕、子痫；痰湿体质易见带下量多、子宫肌瘤或囊肿，并常可继发不孕症，或孕后出现子满、子肿；瘀郁质常见痛经、闭经、脏躁等。痰湿体质儿童易发湿疹、哮喘等。

（2）根据体质进行对证治疗。《黄帝内经·素问》曰："必先度其形之肥瘦，以调其气之虚实。实则泻之，虚则补之。"由于不同体质人群脏腑强弱、气血盛衰各有不同，故在诊断疾病和治疗时，选方用药上亦应根据各自特点进行针对性地调整。小儿脏腑娇嫩，故用药量轻，配伍精良。老年人慢性疾病较多，体质较弱，补泻须谨慎。

（3）不同体质的疾病预防。中医提倡未病先防，体质是机体相对稳定的特性，但可以干预调整。我们根据不同体质进行调节，使机体达到阴平阳秘的状态。

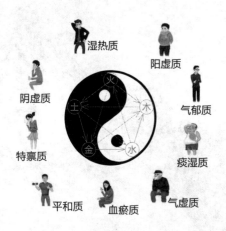

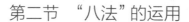

# 第二节 "八法"的运用

### 86.和解法有何奥秘？

和解法有广义、狭义之分。广义的和解法，又称和法，属于医门八法之一，针对的是机体的一切不调和之证，如营卫不和（桂枝汤证）、半表半里（小柴胡汤证）、寒热互结（半夏泻心汤证）、上热下寒（乌梅丸证）等，通过和解或调和的方法，调节人体整体功能，使其归于平复。有丰富临床经验的医生都知道，纯粹的表、里、寒、热、虚、实证并不常见，常见的多是表里、寒热、虚实错杂的证候，《伤寒论》中最常用、最具神奇疗效的方子，都是表里、寒热、补泻药物掺杂使用的。

狭义和解法，即和解少阳，主治半表半里证。

### 87.汗法也是一种治疗方法吗？

汗法即解表法，指通过开泄腠理、调和营卫等作用使在表的外感六淫之邪随汗而解的一类治法。狭义的汗法是指应用汗法治疗外感表证。外感六淫侵袭人体肺卫、肌表而致表证，

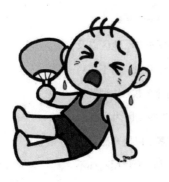

病势轻浅，未由表入里时，可汗而发之，使表邪随汗出而解。若外感风寒，症见恶寒发热，无汗而喘，脉浮紧，方选麻黄汤，微汗则愈；若表不解，且里郁化热，方选大青龙汤发汗解表，清热除烦，汗出则表解；外感风寒，发热汗出，恶风，脉浮缓，服桂枝汤，须臾后，啜热稀粥，温

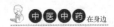

覆一时许,遍身絷絷微微汗出而愈等。

　　临床应用汗法应辨清病邪性质,若误发汗则可致津液大伤,变生他证。阳气、阴血不足者慎用汗法。汗法的临床应用宜早不宜迟,应注意邪正虚实;不过度使用汗法,得汗为度;正确使用汗法,恰如其分,才能祛邪扶正。


　　88.为什么"冬病"要"夏治"?

　　冬病夏治是中医学的一个重要特色,就是利用夏季气温高,机体阳气充沛的有利时机,调整人体的阴阳平衡,使一些宿疾得以恢复。

　　"冬病夏治"是根据"春夏养阳,秋冬养阴"的理论,利用夏季人体阳气最旺盛之际,治疗某些属于虚性、寒性的疾病,最大限度地以阳克寒,达到标本兼治、预防保健的作用。"冬病"指某些好发于冬季,或在冬季加重的病变,如咳嗽、喘、哮病、痹症及脾胃虚寒类疾病。夏季这些病情有所缓解,趁其发作缓解季节,以外用方药为主进行治疗,以预防冬季旧病复发,或减轻其症状。"三伏贴"是"冬病夏治"的典型运用,不仅可用于治疗阳虚病证,对于实寒性质的病患亦可使用,即适用于治疗一切以阴寒性质为主的疾病。

　　"冬病夏治"不应拘泥于"三伏贴",中药汤剂、针刺、艾灸、穴位注射、拔罐、刮痧等都可作为"冬病夏治"的治疗手段。


　　89.为什么中医治病强调"因人、因时、因地制宜"?

　　因时、因地、因人制宜,是指治疗疾病要根据季节、地区以及人体的体质、性别、年龄等不同而制定适宜的治疗方法。由于疾病的发生、发展与转归,受多方面因素的影响,如时令气候、地理环境等。这一治病观念的形成,其实就是辨证论治的思想。因为,时间、空间和具体的人的状况,就是辨证论治的核心要素。以风寒感冒为例,素体气虚、阳虚、阴虚不同,即使外感症状类似,治疗用药亦不相同；江南多湿，西北多燥，同一外感，南方用药可多用辛苦温，西北则要慎用；冬季外感风寒，可多发汗，而夏季则宜少发汗。

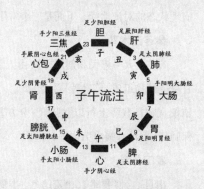

### 90."子午流注"养脏腑是怎么回事？

中医学认为，人体中十二条经脉对应着每日的十二个时辰，由于时辰在变，因而不同的经脉中气血在不同的时辰也有盛有衰，根据这种规律，选择适当时间治疗疾病或调养脏腑，可以获得较佳疗效，这就是"子午流注"养脏腑的理论。临床上主要在针灸治疗时，按时选择穴位，施以手法，可以达到事半功倍的效果。

### 91.有人说，中医治病起效缓慢，是这样吗？

这种说法并不准确，要具体问题具体分析。影响中医疗效主要有两个因素，一是辨证是否准确，二是用药是否精当。因为中医学对慢性病的治疗有优势，所以各种慢性病都纷纷延请中医治疗，正因为是慢性病，因而疗程也就相对较长，久而久之，就给人们留下"中医起效慢"的印象。对于病程短的某些急性病，若中医辨证用药恰当，其效果可以说立竿见影。

### 92.什么是"培土生金"治法？有何临床意义？

"培土生金"即补脾益肺。脾为土，肺属金，借五行相生的理论，用补脾益气的方药补益肺气。临床多用于咳嗽日久，痰多清稀，兼见食欲减退、大便溏、四肢无力、舌淡脉弱等肺虚脾弱的证候。实际上，培土生金法，也在很大程度上体现了"脾为生痰之源，肺为储痰之器"

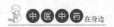
中医中药在身边

病理状态的对证治疗。下面是三个常用于"培土生金"法的具体方剂：

### 参苓白术散

出自《太平惠民和剂局方》，由人参、白术、茯苓、山药、莲子肉、甘草等药物组成，能补脾胃、益肺气。方中益气健脾的药物居多，又用桔梗宣肺且载药上行以益肺气，全方重点不在治肺，而重在补脾气以保肺气，善治肺损虚劳诸证，体现了"培土生金法"。

### 麦门冬汤

出自《金匮要略》，由麦门冬、半夏、人参、甘草、粳米、大枣等药物组成，具有清养肺胃、降逆下气之功。方中除了半夏以外，基本都是健脾气、益胃气、养胃阴的药物，中气充盛，则津液自能上归于肺以润肺燥，用于治疗虚热肺痿，证见咳嗽气喘、咽喉不利、咳痰不爽、咳唾涎沫、口干咽燥、手足心热、舌红少苔、脉虚数等症，也是"培土生金法"的常用方。

### 清燥救肺汤

出自《医门法律》，由桑叶、石膏、甘草、胡麻仁、真阿胶、枇杷叶、人参、麦门冬、杏仁等组成，具有清燥润肺、养阴益气的作用。用于治疗温燥伤肺、肺失肃降所致的病证。方中既宣肺润燥止咳，又用了人参、甘草补气健脾、益胃和中，使脾土旺盛，则能滋生津液上济肺脏，方中性寒凉的石膏、麦冬等药，与人参、甘草配伍，成为甘凉滋润培土，其效更佳。

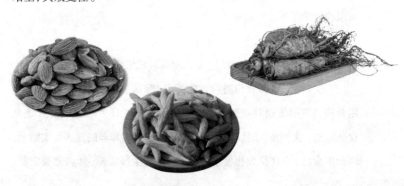

## 93.滋水涵木,扶土抑木,为什么肝病不治肝呢?

"滋水涵木"是根据中医五行相生理论确定的一种治疗方法。肝属木,肾属水,"滋水"就是补益肾水的意思,用肾水滋养肝阴,即为"涵木"。

肝为刚脏,本性刚暴而强悍,只有在血的滋养下才能维持平和、舒畅的生理功能。若肝藏血亏损,肝脏得不到充分的滋养,那么肝的刚暴和强悍的本性就会显露出来,表现出急躁易怒、头晕头痛、四肢震颤、耳鸣耳聋,甚至昏仆倒地、四肢瘫痪、口眼歪斜等症状。通过滋补肾水的方法,则能濡养肝脏,抑制肝脏刚暴、强悍的本性。

"扶土抑木"也是根据五行相克理论确定的一种治疗方法。脾属土,肝属木,生理状态下是木克土,若木气太旺,则克伐太过,就形成木乘土的病理状态。为了解除这种病理状态,就必须采用培土而抑木的治法,简称"扶土抑木"法,其代表方剂便是著名的"逍遥散"。

## 94.经常感冒的人,怎么来调理呢?

感冒是常有的事,但是经常感冒就说明这个人的体质较差,需要做调理了。从中医角度来说,经常感冒的人往往都有肺气虚、体质弱的问题。肺卫不固,难以抵抗风邪的侵袭,遭受了风邪就会易发感冒。

为了预防或减少感冒的发生,平时可以多吃一些有益气补肺作用的食材,比如大枣、山药等,也可以在医生的指导下服用补肺气的方剂,如玉屏风散,以益气固表。大量的临床实践证明,甘肃的医学家们研发的"贞芪扶正胶囊(冲剂或片)",对预防和减少感冒的发生有肯定的临床疗效。

## 95.胸痛可不可以长吃丹参?

丹参具有活血、止痛、养血安神的功效,善通行血脉,可以广泛应用于各种瘀血证,如胸痹心痛、脘腹疼痛、跌打损伤、月经不调、痛经等。现代药理研究也表明丹参能扩张冠状动脉,增加冠脉血流量,改善心肌缺血,促进心肌缺血或损伤的修复,缩小心肌梗死范围。

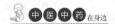

胸痛以胸部闷痛为主症，多见心前区憋闷疼痛，甚则痛彻左肩背、咽喉、胃脘部，呈反复发作性。其发病多与瘀血阻滞有关，但还有因寒凝、气滞、痰浊痹阻胸阳、阻滞心脉所致者；或气虚、阴伤、阳衰，心脉失养所致者。因此，由于瘀血阻滞导致的胸痛使用丹参治疗最为适宜，其他病因导致的则不宜使用。再者，丹参行散，久服耗血动血，所以即使瘀血所导致的胸痛也应中病即止，不可长服。

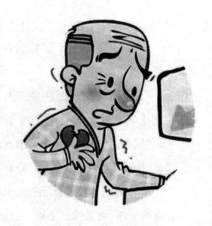

### 96.防治肝气郁结有什么窍门？

现代人因为生活节奏快、工作压力大，故情绪低落、肝气不舒者较为常见。

首先，可以使用药物来调理。对于长时间肝气郁结的患者，可以在医生的指导下选择中成药，比如逍遥散、柴胡疏肝丸等疏肝解郁之剂。

再者，要调整好作息。养成良好的作息习惯，保证充足的睡眠，不要熬夜、吃夜宵等。要做到早睡早起，调理好情绪，以

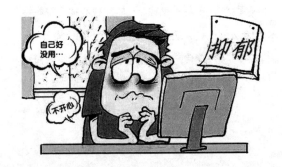

平和的心态来面对一切。

第三,饮食调理。对于肝气郁结的患者来说,疏肝理气、降肝火是首要目标,一些食物具备这些功效,比如橙子、山楂、柚子、麦芽等,玫瑰花茶、合欢花茶也具有疏肝理气的功效。

### 97.中风是可以预防的吗?

中风又称卒中,临床以突然昏仆、口眼歪斜、半身不遂、语言不利、偏身麻木为主要临床表现,并具有发病急骤、善行数变的风邪特点,好发于中老年人。其发病原因大致有以下几种:

情志郁怒:五志过极,可引动内风而发卒中。临床以暴怒伤肝为多,因暴怒则顷刻之间肝阳暴亢,气火俱浮,迫血上涌则发病。另外,忧思悲恐、情绪紧张均为本病的诱因。

饮食不节:过食肥甘醇酒导致,脾失健运,聚湿生痰,痰郁化热,引动肝风,夹痰上扰,可致病发,尤以酗酒诱发最烈。

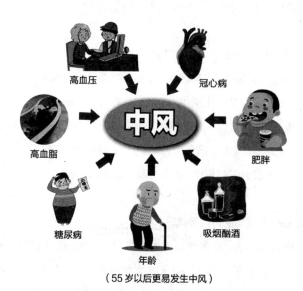

(55岁以后更易发生中风)

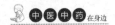 中医中药在身边

劳累过度：指人身阳气若扰动太过，则亢奋不敛。本病也可因操持过度，形神失养，以致阴血暗耗，虚阳化风扰动为患。再则纵欲伤精，肾水亏于下，火旺于上，则发病。

只要努力避免上述几种情况，就能有效预防中风的发生。

### 98.中风患者何时可以服用补阳还五汤？

补阳还五汤由黄芪、当归尾、赤芍、地龙、川芎、红花、桃仁七味药组成，治以补气为主，活血通络为辅。本方重用生黄芪，补益元气，意在气旺则血行、瘀去络通，为君药。当归尾活血通络而不伤血，用为臣药。赤芍、川芎、桃仁、红花协同当归尾以活血祛瘀；地龙通经活络，力专善走，周行全身，以行药力，亦为佐药，具有补气、活血、通络的功效。主治气虚血瘀之中风，症见半身不遂，口眼歪斜，语言謇涩，口角流涎，小便频数或遗尿失禁，舌暗淡、苔白，脉缓无力。临床常用于治疗脑血管意外后遗症，只有辨证属气虚血瘀者，才适宜服用。

### 99.为什么有的人吃了凉的就会胃痛？

寒凉饮食属阴邪，寒邪客胃，其性凝滞收引而致不通，不通则痛。所以，在日常生活中，无节制地吃冷食、喝冷饮，就会引起胃痛。正如《素问·举痛论篇》所说："寒气客于肠胃之间，膜原之下，血不得散，小络急引，故痛。"女性经期，若食用大量寒凉食物，不仅会引起胃痛，还会引起月经不调、痛经。

### 100.通便真的可以养颜吗？

中医学认为，经常便秘的人内热较重，而反映在皮肤上就会起痤疮。如果一个人2~3天才大便一次，通常会大便干燥，若大便不能在24小时内排出体外，就会造成肠道对毒素再次

吸收,当这些毒素被重新吸收到血液中,血液中的有毒物质增加,加重了肝脏的负担,使肝脏无法彻底排除过多的毒素,容易产生色斑。排毒能够发挥平衡人体内分泌、清除体内过多毒素的作用,从而使肝脏的功能恢复正常,表现在皮肤上就是光洁健康、充满活力。所以,对一些血热的女性来说,脸上会起痤疮,就需要排毒,从而达到气血流畅,实现美容养颜的目的。当然,并不是所有的女性都需要借助于排毒来美容,对于那些气血不足的女性来说,皮肤会显得干燥,缺乏柔润的颜色,她们需要的是进补,为身体提供足够的能量。所以说,通便并不是唯一的养颜方法。更何况,长期服用通便的药物,可能会造成依赖性而加重便秘。再者,可能会造成胃肠的损伤从而影响到消化,引起营养吸收障碍,导致营养缺乏、身体素质低下等。

### 101.口腔溃疡为什么会"越泻火越严重"?

口腔溃疡属中医"口疮"范畴。口疮的病机与机体内在脏腑寒热虚实变化有关,其中以"火"为最常见病因。《素问·至真要大论》云:"诸痛痒疮,皆属于心。"心火炽盛是口腔溃疡的常见证型,常选用清热泻火药治疗。然而,若长

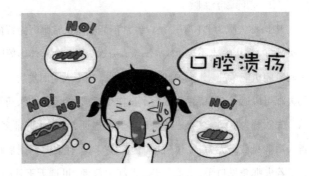

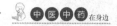

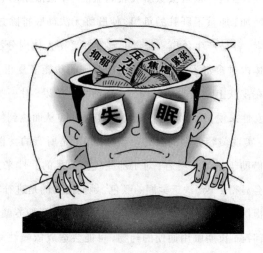

期服用清热泻火的方药，必会损伤脾胃，土败则不服火而致虚火上浮，口腔溃疡反复发作，出现"越泻火越严重"的现象。因此，泻火同时必须兼顾健脾。另外，"越泻火越严重"与患者选用清热泻火药不当亦有关，火热可发生在诸脏腑，不辨病位乱用药物，病情则会加重。

## 102.如何调治失眠？

中医称失眠为"不寐"，是以经常不能获得正常睡眠为特征的一类病症，多因情志不遂、饮食不节、劳逸失调、久病体虚等因素引起脏腑机能紊乱、气血失和、阴阳失调、阳不入阴而发病。一般的失眠可以通过心理疏导、改变不良作息习惯、针灸、中医药等调治。失眠分为虚证、实证。虚证以心脾两虚证、阴虚火旺证多见。若失眠兼见疲乏无力，心悸气短，健忘多梦者，代表方剂是归脾丸；若失眠兼见口干，五心烦热，舌红少苔者，可选天王补心丹。

实证以痰火扰心者居多，临床上常用黄连温胆汤加减治疗。古人讲，"胃不和则卧不安"，因此，晚饭不宜过饱，饭后应进行适当活动，《黄帝内经》中记载的"半夏秫米汤"可治此类失眠。

### 103.肾病患者可以服用中药吗？

任何药物都是有一定的毒副作用的，中药也不例外。几千年的历史长河中，中医中药在防病、治病中做出了巨大贡献，然而人们也意识到，中药治病有利亦有弊，因此应将其合理地、一分为二地来看待。许多中药提取物、中成药制剂，被广泛地应用于各类肾病的辅助治疗中，如雷公藤多苷、昆明山海棠，可以显著减少蛋白尿，调节免疫系统，减轻炎症反应对肾脏造成的损害，延缓慢性肾病的肾脏功能衰竭。又如金水宝、百令胶囊、保肾康、肾衰宁等，这些药物具有调节人体免疫、改善肾脏微循环血流，增加活血排毒的功效，具有一定的延缓肾脏衰竭的作用。肾病患者在西医治疗的基础上服用对肾脏有保护作用的中药，可以达到更佳的疗效。中医学

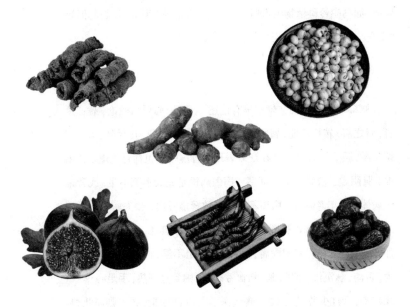

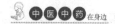
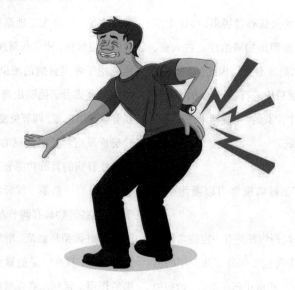

在治疗肾脏病的优势,依然在于辨证论治。

但是,近年来也发现了一些中药若服用不当,可能会加重患者病情,如马兜铃科植物关木通、马兜铃、青木香、细辛等,因此倡导"安全、合理、有效"使用中药。

### 104.什么是肾虚腰痛?

腰痛一症在古代文献中早有论述。《素问·脉要精微论》载:"腰者,肾之府,转摇不能,肾将惫矣。"首先提出了肾与腰部疾病的密切关系,腰痛是肾虚的外在证候表现。肾虚腰痛包括肾气虚、肾阳虚、肾阴虚、精血亏虚等证型。病因病机是先天禀赋不足,或者是久病体虚、年老体衰、房事不节等导致肾虚亏损、腰失所养而发生的疼痛。肾虚腰痛以腰酸软、困痛为主,喜按喜揉,腿膝无力,遇劳加剧,卧则减轻。偏阳虚者,则畏寒,手足不温,面色㿠白,少气乏力,舌淡,脉沉细;偏阴虚、精血亏虚者,则骨蒸潮热,手足心热,口燥咽干,舌红少苔,脉细数。现代医学所谓的腰肌劳损等则属此类。

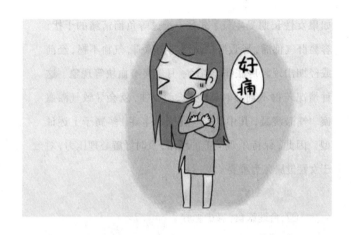

105.如何看待女性的月经？

月经是女性卵巢功能的表现形式，由极其庞大的下丘脑–垂体–性腺（卵巢、子宫）等内分泌轴支撑着，对于女人来说，非同小可，有人甚至说，月经是女人的第二生命。在中医学理论体系中，月经是肾气、天癸、冲任、气血协同作用于胞宫，并在其他脏腑、经络的协同作用下，使胞宫定期藏泄而产生的生理现象，是女性生殖功能正常的反应。因此，要维持女性的身心健康，保持月经的调畅是十分关键的。

106.妇女月经前期为什么会出现乳房胀痛？

《素问·经脉篇》说："肝足厥阴之脉……夹胃，属肝络胆。上贯膈，布胁肋。"表明乳房部位属于肝经的循行路线。中医学认为，肝藏血，主疏泄，调节女子月经周期及经量的变化。每次月经即将来临之际，肝血充盈，肝气也就随之高涨。所以，在肝经所循行的胁肋、乳房等部位有轻微的感觉，则属于正常的生理反应，怀孕时孕妇也会有这种现象。但是，

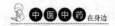中医中药在身边

如果女性长期受生气、悲伤、难过等负面情绪的干扰，容易肝气郁滞，导致肝的疏泄功能障碍，气血不畅，经前或经期出现乳房胀痛、痛经、月经夹有血块等现象。这种情况若得不到及时调整，长此以往，就会导致气滞血瘀、气滞痰凝，其中乳癖（乳腺增生症）多属于上述证型。因此，保持乐观向上的情绪，及时纾解心理压力，对于女性健康尤为重要。

107.合理饮食，减少肥胖。

肥胖不单纯是吃出来的，但和吃有很大的关系。《黄帝内经》中就讲到了健康饮食的标准："五谷为养，五果为助，五畜为益，五菜为充"，"谷肉果菜，食养尽之，无使过之，伤其正也"，"饮食自倍，肠胃乃伤"，表明营养要均衡搭配，不能偏嗜某一种食物，饮食不能摄入过多，否则会损伤人体的脾胃功能。人体的正气是由脾胃生成的，过量饮食或者偏食会损伤脾胃，脾胃受损之后，无法将摄入的食物完全转化成被人体吸收的营养物质，一部分会转化成痰湿蓄积在人体内，使人逐渐变胖。

本草万剂

知多为善

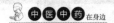

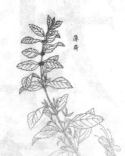

# 第六章　本草方剂　知多为善

中药的认识与应用，建立在其独特的中医知识体系基础之上，与讲究组成成分的西药理论截然不同。传统的中药知识，讲的是药物的"四气""五味""升降浮沉"及"归经"等，而中药的药性特点，和它的生长地域、环境、采集等因素密不可分。陇原药圃，百草飘香。甘肃大地，是一个流传了千年的大药仓，其中草药资源位居全国第三，道地药材、大宗药材都很丰富。了解更多的中草药知识，不仅是养生保健的需要，更能增加传统文化的底蕴以及民族的自豪感。

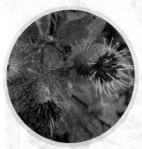

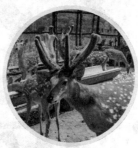

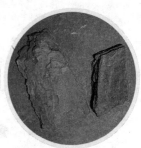

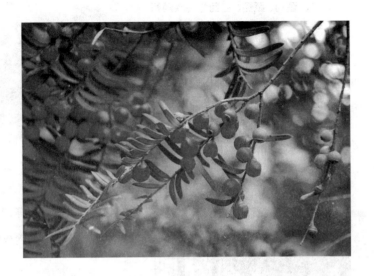

# 第一节 概 述

### 108.我国中药的资源状况及其来源。

中国陆地及海域面积广阔，分布着种类繁多的天然药材资源。古代本草记载的药物品种近3000种，目前中药资源种类有12 000余种。中药包括天然的植物药，所占比例最多，其次是动物药、矿物药，还有部分人工制品。

### 109.天然药物与中药的联系及区别是什么？

天然药物与中药来源一致，均是自然界的植物、动物、矿物。但是，天然药物是指将植物、动物、矿物直接入药，或从中提取有效成分，如抗癌药物紫杉醇及其衍生物、抗疟药物青蒿素均属于天然药物，天然药物是在现代医药理论指导下使用。中药具有天然药物的属性，但在临床使用时，不能脱离中医药理论的指导。

122

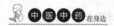

### 110.藏药、蒙药、苗药等民族药有何特点？

藏药、蒙药、苗药等民族药属于传统医药的一部分，受本民族传统医药理论体系和实践的指导，如藏药土木香、小叶莲（鬼臼），蒙药广枣、冬葵果，藏、蒙共用的沙棘等。民族药发源于少数民族地区，具有鲜明的地域性，具有浓郁的民族传统文化特色。

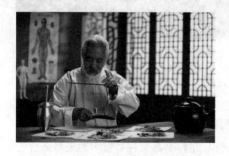

### 111.中药的产地与药效的关系。

中药的产地与中药的药效密切相关，正如《新修本草·序》所言："凡草木、昆虫、动植物、矿物之类，产之有地；失其地，则性味不同，地道不真，优劣迥异。"中药的生长和形成取决于所处的自然环境条件。我国地域面积广阔，地形复杂，水土、光照、土壤、温度、湿度等生态环境千差万别，生长环境不同，则不同地域中药的品种、产

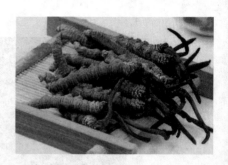

量、质量等均有一定的差异，如山东的阿胶、云南的三七、东北的人参、甘肃的当归、宁夏的枸杞等，其品质、药效远远优于其他产地同类药材。

### 112.何谓道地药材？

古代医药学家在长期应用中药的临床实践中，通过观察、比较、总结，逐渐形成了"道地药材"的概念。"道"是古代的行政区划，"地"指地域、地区。道地药材，又称地道药材，是优质纯真药材的专有名词，是指历史悠久、品种优良、炮制考究、疗效突出、具有明显地域特点的药材，如四川的川芎、黄连、川贝，广东的砂仁、藿香，河南的牛膝、山药、地黄等均是道地药材。道地药材是以疗效为核心标准衡量的，不是一成不变的。

113.甘肃的药材资源状况如何？有哪些道地药材？ "十大陇药"是哪些？

甘肃是中药材资源大省，还是国家重要的中药原料生产供应保障基地。全省有药用植物、动物、矿物资源1500种以上，其中270余种中药材资源被列入全国重点品种，占全国363个重点品种的76%。

目前甘肃省中药材种植面积大约460万亩。甘肃传统的道地药材是：当归、黄（红）芪、党参、大黄、甘草。

"十大陇药"是甘肃中药材的家种道地品种和强势品种，其种植面积和产量占全省中药材总种植面积和总产量的一半以上。"十大陇药"包括5种道地药材，即当归、黄（红）芪、党参、大黄、甘草，以及柴胡、板蓝根、黄芩、小茴香、牛蒡子。

114.中药的采收有时节限制吗？

中药材的采收时节与中药的品质、疗效有密切关系，民间谚语"二月茵陈三月蒿，四月五月当柴烧"，就形象地说明采收时节的重要性。迄今为止，植物类药材主要按营养物质积累规律的认识来指导采收，同一种药材各地最佳采收期不同。全草类药材多数在枝叶茂盛的花前期或刚开花时采收，如紫苏、蒲公英、车前草等；叶类、花类药材通常在刚开花或正在盛开时采收，如荷叶、艾叶、红花等；个别花类药材宜采摘花蕾，如金银花、槐花等；树皮类药材通常在清明至夏至间剥取树皮，如厚朴、杜仲；果实、种子类药材在果实成熟或将熟时采收，如枸杞子、乌梅、小茴香等；根、根茎、根皮类药材多在早春新芽未萌，或深秋地上已枯时采集，如大黄、黄芪、丹皮等；动物类药材采收以保证药效、容易获得为原则，如驴皮应在冬至后剥取，鹿茸应在夏季或秋季锯取未骨化的幼角；矿物药可随时采收。

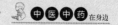
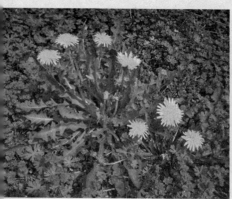
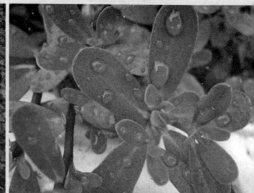

115.常见的野菜（蒲公英、苦曲菜、荠荠菜、马齿苋等），适合哪一类人群食用？过量或长期食用有哪些副作用？

春夏季很多人喜食野菜，常见的有蒲公英、苦曲菜、荠荠菜、马齿苋、茵陈等，这些野菜药性多苦寒，具有清热泻火、清热解毒作用。夏季机体火热较盛，适当食用野菜能祛除火热邪气，具有一定的调节阴阳平衡的作用。但是，野菜苦寒，易伤脾胃，故脾胃虚弱、食少腹泻者慎用。即使脾胃功能强健，若过量或长期食用野菜，亦容易伤及脾胃，出现胃寒、胃痛、腹泻等症状。有些野菜有小毒，对机体有一定损害性，更应慎用。另外，城市周边的野菜可能还有农药残留及汽车尾气污染等。因此，吃野菜应首先了解野菜的药性特点，注意根据自身体质进行选择，并且不宜长期或大量食用。

### 116.中药材采集后经过简单清洗就能服用吗？

很多老年人基于对健康长寿的渴望,盲目认为"纯天然的就是最好的",喜欢自己寻找常见药材,采集后进行简单清洗即服用,这种做法存在一定的风险。中药材采集以后,除少数中药用鲜品外,一般都要进行加工炮制。菊花、槐花、山楂等无毒、药食同源的中药材,未经炮制,可能只存在疗效较差的问题。而部分有毒的药材,通过炮制能减轻药物的毒、副作用,如银杏(白果),生用毒性大,服用后会出现头晕头痛、恶心呕吐、高热等毒性反应,入药时必须规范炮制。通过炮制,还能增强药效,如藕节、槐花炒炭,其止血作用增强。因此,服用中药时应去药店购买正规的中药饮片,以确保用药安全、有效。

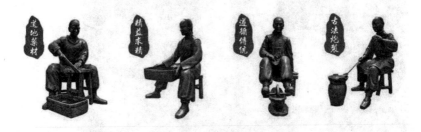

### 117.非专业人员如何根据中药饮片外观来判断其优劣？

中药能否发挥理想的疗效,与其品质密不可分。中药饮片质量的优劣可以从以下几方面判断:①洁净度,是否有泥沙及非药用杂质;②规格是否整齐统一,若大小不一,饮片中有效成分不能同时煎出,质量较差;③色泽是否正常,如果色泽怪异,可能是采用非正常加工方法(如熏硫、染色),或者药材变质;④有无虫蛀;⑤有无走油现象,一些含脂肪油或挥发油的药材,

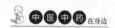中医中药在身边

如核桃仁、柏子仁，储存不当或者放置时间过长，会出现油类变质溢出。

### 118.中药是如何治疗疾病的？

中药治病就是利用中药的药性和功效，纠正机体阴阳偏盛偏衰状态，使机体恢复到阴阳平衡的正常状态，即"以偏纠偏"，以药物的偏性纠正疾病表现的阴阳偏盛或偏衰。譬如，应用生石膏之大寒，可清泻机体之火热；应用干姜之辛热，可温散胃脘之阴寒。

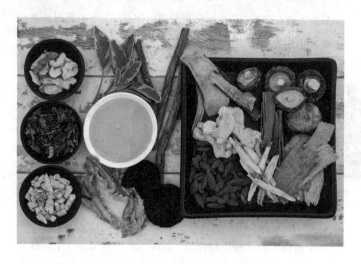

### 119.如何看待中药养生？

中医药养生是中医"治未病"思想的体现，实际是应用中药预防性地纠正体质之偏，以免造成对疾病的易感状态。所以，养生的前提是要明确"养什么"，气虚养气，阳虚养阳，阴虚养阴，血虚养血。再者，就是预防气候、饮食之偏。中药养生方法多

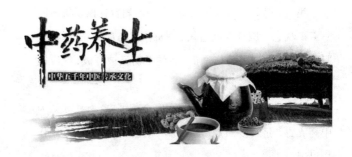

样,如养生茶、药酒、药膳、香薰、保健枕等。通过这些方法,可以防患于未然,预防疾病的发生,如过食油腻后,饮用山楂汤消食,夏季天气炎热,喝菊花、竹叶茶,预防上火。可见,中药养生必须在中医药理论指导下进行,脱离了中医药理论的养生,可能会与养生者本身意愿背道而驰。同时,必须保持一颗平常心看待中药养生,中药养生不能包治百病。

### 120.什么是中药的药性?

中药的药性,又称为中药的性能,包括四气、五味、升降浮沉、归经、有毒无毒五个方面。四气即寒、热、温、凉;五味包括酸、苦、甘、辛、咸;归经即指十二经脉。

### 121.如何"安全、合理、有效"使用中药?

第一,要掌握中药的药性,辨证用药,如寒证用温热性药物,热证用寒凉性药物;火热证症状不同,病位各异,则选用药物的归经也不相同,如咽喉肿痛用板蓝根、口舌生疮用竹叶、牙龈肿痛用生石膏、头痛目赤用决明子。

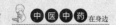中医中药在身边

第二，把握用药时间长短，中药治病旨在恢复机体阴阳平衡状态。服药时间过短，则机体状态尚未完全纠正，服药时间过长，则矫枉过正，新的平衡又被打破，故应做到"中病即止"。

第三，中药的剂量应控制在安全范围内，有些人认为中药无毒，起效慢，往往随意加大剂量，导致药物毒副作用出现。

第四，要规范炮制，选择符合药物药性特点及病情的用药途径、剂型，如川乌祛风除湿，温经通络，炮制、先煎、久煎才能确保用药安全，泡酒服用则是大忌。

另外，是否能"安全、合理、有效"用药，与患者自身状况，中药的品种、配伍都有密切关系。

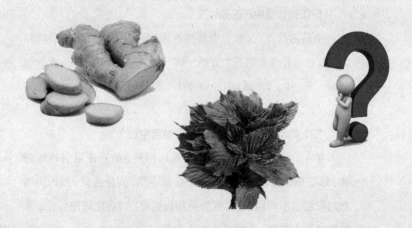

### 122.如何看待中药的毒副作用？

副作用，是指在治疗剂量下出现的与治疗需要无关的不适反应，是可逆的，停药后能消失。处方时可以通过合理配伍消除中药的副作用，如寒凉药物的治疗作用是清热，而副作用是易伤胃阳，导致胃寒、腹泻，可以通过配伍砂仁、草豆蔻等温中的药物消除寒凉药的副作用。

毒性反应是中药对机体造成的损害性反应，往往是不可逆的。为避免毒性反应的发生，应注意从炮制、制剂量、给药途径、剂型、配伍、使用时间等诸多环节进行控制。"是药三分毒"，无论是中药还是西药，如果用药不合理，都可能产生毒副作用。因此，确保合理用药是避免毒副作用的关键。

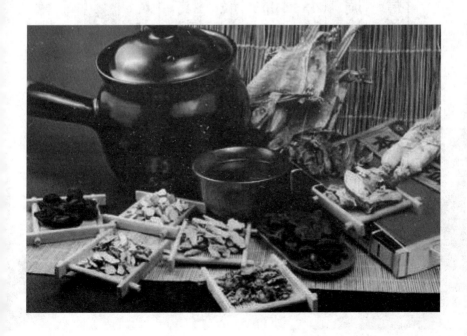

# 中药

本草明言十八反，

半蒌贝蔹芨攻乌。

藻戟遂芫俱战草，

诸参辛芍叛藜芦。

硫黄原是火中精，朴硝一见便相争。

水银莫与砒霜见，狼毒最怕密陀僧。

巴豆性烈最为上，偏与牵牛不顺情。

丁香莫与郁金见，牙硝难合京三棱。

川乌草乌不顺犀，人参最怕五灵脂。

官桂善能调冷气，若逢石脂便相欺。

大凡修合看顺逆，炮爁炙煿莫相依。

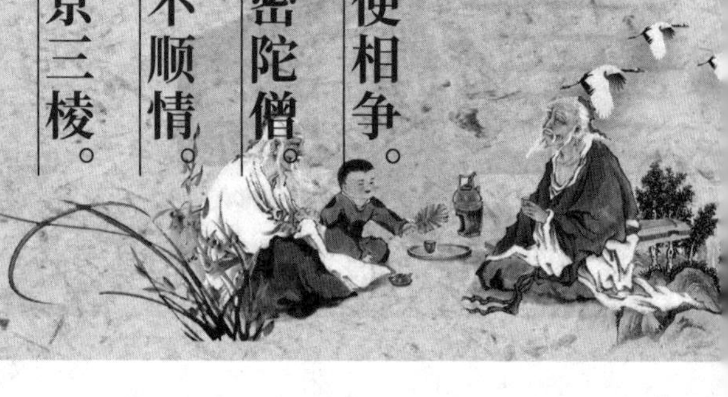

### 123.中药有哪些用药禁忌？

为保证用药安全、有效，应严格遵守中药的用药禁忌。①配伍禁忌：相恶、相反关系均属于配伍禁忌，相恶指某些药物同用药效拮抗、减效，相反指药物同用后产生或增强毒性，如中药"十八反""十九畏"。②妊娠用药禁忌：某些药物可能引起妊娠期妇女堕胎或导致胎儿畸形，根据损害轻重，分为慎用或禁用药，如活血药、攻下药、有毒药物均属于妊娠禁忌用药。③病证禁忌，如寒证忌用寒药，正气不虚时忌用补药等。④饮食禁忌，服药期间对某些食物的禁忌，俗称忌口。

### 124.喝中药时需要忌口吗？喝中药时能喝茶吗？

喝中药时需要根据病情需要忌口。患病期间，患者往往脾胃虚弱，正气不足，应忌食油腻、刺激性食物，以免加重胃肠负担。服药期间，忌食与药性相反的食物，以免拮抗药效，如寒证忌食生冷，热证忌食辛辣刺激，肝阳上亢忌食酒、大蒜、辣椒等助阳之品。

一般服用中药后，可少量饮用温水，不宜立即饮用茶水。茶能振奋精神，失眠者服药期间，尤其不宜喝茶，寒证病人不宜喝凉茶。茶具有清头目、除烦渴、消食、解毒等功效，病情特殊时，可以饮茶助药效，如热证应用寒凉药物清热时，可少量饮用茶水。

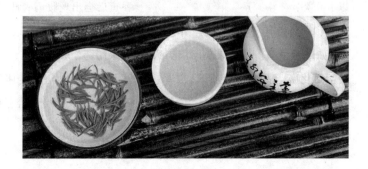

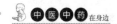

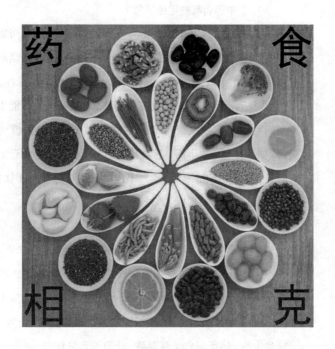

### 125.所谓"药食相克",有科学道理吗?

药食相克,指药物与食物之间存在着相互拮抗、相互制约作用,或者同用后产生不良反应。其实,与服药时的饮食忌口是同一个问题。主要包括以下几类:

(1)药物与食物的性能、作用相反,如丹参忌醋。丹参味辛,性走窜,善活血化瘀;醋味酸,性收敛,二者一动一静,作用相反。

(2)同用后导致有效成分的损失,如服用蜂蜜,忌食豆浆。蜂蜜中的有机酸与豆浆中蛋白质,能相互结合产生沉淀,影响机体吸收。

(3)同用后可能产生不良反应,如服用寒凉药板蓝根,食用黄瓜、绿豆、香蕉后会出现腹泻;服用绵马贯众需忌油,以防止中毒。这些记载是医家临床用药经验的总结,但是由于受到医者认知水平、患者个体差异、误传等因素的影响,部分内容存在一定偏差,有待重新评价。

### 126.治疗感冒的中药与补益药煎煮时间一样吗？

治疗感冒的中药皆为味辛、质轻的花叶之品，多含有挥发油，大火煎至水开沸腾，小火维持微沸再煎10~15分钟即可，若煎煮时间过长，则发汗解表作用减弱。补益药多质重、味厚的根茎之属，含有多糖、氨基酸等营养物质，水开沸腾后，再文火维持微沸煎煮50~60分钟，使有效成分充分溶出，方能充分发挥补益作用。

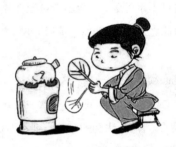

### 127.都市快节奏生活，时间紧张，用开水煎中药可以吗？

原则上不能用开水煎煮中药。中药的药性、作用的发挥与煎煮方法密切相关，中药的用法是经过了数千年的临床用药实践归纳总结出来的，清代名医徐大椿明确指出："煎药之法，最宜深讲，药之效不效，全在乎此。"中药汤剂煎煮时，首先应用30℃~40℃水浸泡药材60~120分钟，水量高出药面，将干燥的植物药材浸泡湿透，以便煎煮时更容易煎出有效成分，然后用武火（大火）煎至水沸，再用文火（小火）维持微沸状态20~30分钟。

### 128.煎煮中药时应该用什么器具？

从古到今，煎煮中药的器具都是砂锅，用其煎煮，在高温状态下，中药的药性、作用不会发生改变，且煎煮时中药受热均匀。若偶尔煎煮，在没有砂锅的条件下，可用搪瓷、不锈钢等器具，切忌使用容易与药材中成分发生反应的器具，如铁锅、铝锅等。

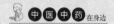

### 129.空腹喝中药，药效更好吗？

临床上方药是否见效、是否会引起胃肠道不适，均与患者的服药方法有一定关系。空腹喝中药，药效不一定好，应根据病情和药性确定服药时间。一般来说，滋补药阴柔滋腻，应在饭前1~2小时服用；驱虫药、治疗便秘的攻下药应在空腹时服用；治疗疟疾的药物在疟疾发作前2小时服用；安神药睡前服；急性病、食物中毒时可不定时服；对胃肠有刺激性的药物宜饭后半小时内服用。除此之外，一般药物应饭后1小时左右服用。

### 130.喝中药必须灌满肠，一次一大碗吗？

有些人认为"喝中药应灌满肠"，一次一大碗，则疗效更好，这种观点是错误的。首先，中药的疗效与剂量不是正比例关系，在一服药剂量固定的情况下，每次服用200~250ml即可，喝的多只是喝进去的水多，药物中有效成分的含量并没有增加。其次，每个人的胃容量是有限的，而患者的胃肠功能往往较常人薄弱，饮用中药的量过大时，会出现恶心、打嗝、胃脘胀满等不适反应，反而会影响中药的消化吸收。

### 131."中药力量弱，无毒，吃中药时加大剂量则见效快"，这种观点正确吗？

这种随意加大剂量的观点是错误的。"是药三分毒"，中药在规定的治疗剂量内，是安全的，但任意加大剂量，则会出现毒副作用。因此，中药无毒的前提是药物在规定剂量内使用。另外，中药中还有部分有毒的药物，如马钱子、朱砂、硫黄等，即使在治疗剂量时，亦会出现一些毒副作用，需要讲究炮制、配伍、给药途径等，避免发生毒性反应，加大剂量无异于雪上加霜。

132.中药"色黑补肾""以形补形"，这种思维方式科学吗？

这种思维方式属于"取象比类"的中医思维模式，在中药的认识及发展中有一定的积极作用。人们在认识药物的过程中，通过对中药材的颜色、形状、气味、质地等自然特性的观察归纳，进行关联类比，推导出药物可能具有的某些功效。譬如，桑椹、黑芝麻、杜仲、熟地等皆色黑，入肾经，具有补肾作用。"以形补形"主要体现在韭菜子、菟丝子、沙苑子等种子类中药，可补肾，治疗肾虚精少不育，肉苁蓉、锁阳形似人体生殖器官，可补肾壮阳。这种思维方式旨在对大量的表象进行归纳总结，以期寻找药物作用规律，具有一定的思维独创性。但是，这种思维毕竟存在一定的局限性，如食用猴脑不能补脑，食用动物肝脏不能补肝，不是所有黑色中药均能补肾，要具体问题具体分析。

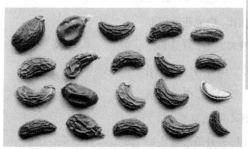

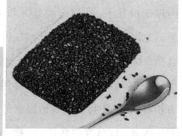

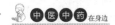
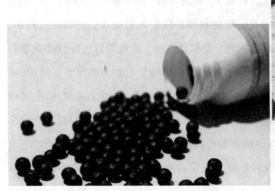

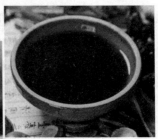

### 133.中药汤剂难以下咽,能不能以中成药替代?

汤剂是中药传统的给药途径,也是目前临床应用最广的剂型。中成药是以中药饮片为原料,在中医药理论指导下,按规定的处方和标准制成相应的剂型,以方便患者服用。目前,中成药有丸剂、散剂、胶囊剂、糖浆等多种剂型。与汤剂相比,中成药服用方便,口味较容易被患者接受,服用剂量小,但是其处方相对固定,不可能精确地根据每个患者病情辨证用药。因此,针对复杂病情,且病证较急时,中成药就难以满足临床需要。但是,科技在不断地发展,如今随着中药免煎配方颗粒的广泛使用,一种既能随症加减,又方便携带的中药剂型诞生了,多少弥补了往日的遗憾。

**134.自服中成药多不管用,这是为什么?**

经常有患者抱怨,吃了很多中成药不管用。究其原因,可能有以下几方面:

(1)药不对证。这是主要原因。患者往往自行根据疾病症状选药,未在中医大夫的指导下辨证用药。如感冒,中医用药首先要区分风寒、风热,以及是否兼有湿邪、燥邪,再根据患者主要症状选药,而大多数患者往往不辨寒热,只看症状,违背了中医药理论。

(2)频繁换药,未吃够疗程。中成药起效需要一定的时间,有些患者过于心急,吃了2~3次,未见明显疗效就开始换药。

(3)不同厂家生产的中成药质量参差不齐。中药材的质量、制备工艺等对中成药的质量有重要影响。

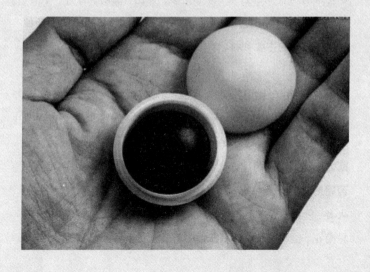

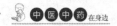
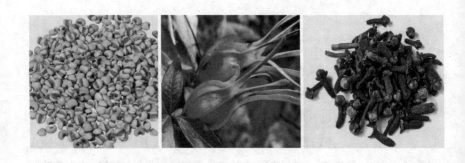

### 135.何谓"药食同源"？

人们在寻找食物维持生存的过程中,逐渐积累了辨别食物及药物的经验。药食同源的中药与食物之间没有明确的界限,《黄帝内经》中提到"空腹食之为食物,患者食之为药物",即反映了药食同源的思想。相对其他中药,药食同源的中药适用人群范围广,使用较安全,适合长期服用。

药食同源的中药品种在不断扩大,具体品种参照国家卫健委公布的药食同源目录,其中党参、黄芪、山药、百合、丁香、花椒、栀子、桑叶等均属于药食同源中药。药食同源的中药便是制作药膳的主要食材。

### 136.制作、服用药膳时,应注意哪些方面？

药膳发源于我国传统的食疗文化,是在中医学、烹饪学理论指导下,将中药材与食材相配制作的食物。制作药膳时,药膳配方应符合中医药理论,最好咨询专业人士。其次,要明确食用药膳的人的体质情况,选择相对应的药材及食材。如平素易上火者,忌人参、黄芪、羊肉等温补性中药及食材;脾胃寒凉者,忌菊花、银花、绿豆等寒凉性中药及食材。另外,若长久食用药膳，应选择药食同源的中药，既能养生保健，又最大可能避免毒副作用。最后，选用补药制作药膳时，若用之不当容易引起脾胃气滞，影响胃肠道消化，因此，应注意药材与食材的合理搭配。

### 137.为什么冬季宜进补？该如何进补？

依据"天人相应"的中医学理论，人体的生理功能也随季节变化，自然界有"春生、夏长、秋收、冬藏"的不同，因此，冬季是人类储藏精气的最好时节。这是因为冬季人们胃口较好，脾胃功能较其他季节强大，服用补药，更容易消化吸收。其次，冬季人们的活动减少，体内代谢相对下降，营养物质更容易在体内蓄积储存。另外，补药多甘温，冬季气候寒冷，更适合使用温补性药物，既能补益又不易上火。

## 第二节　简便效验说中药

### 138.黄、白菊花功效有何区别？

黄菊花善于疏散风热，常用于治疗风热感冒；白菊花善于平肝潜阳，清肝明目，常用于治疗肝阳上亢、头痛眩晕，以及目

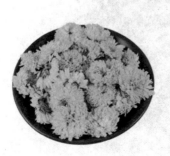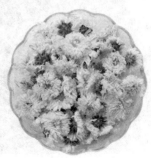

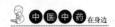

赤肿痛、眼目昏花。菊花味甘,芳香,很多人喜欢饮用菊花茶,夏季气候炎热,热邪炽盛,适量饮用菊花茶可清热泻火,预防上火;高血压患者可用菊花、山楂、决明子等泡茶,辅助西药降压。但菊花药性微寒,素体脾胃虚寒者慎用,且冬季气候寒冷,也不宜饮用。

### 139.如何看待中药的降血压作用?

研究发现,罗布麻、银杏叶、天麻等多种中药具有明确的降血压作用。中药降压作用原理较复杂,如泽泻、薏苡仁、玉米须等通过利尿作用降压,夏枯草、决明子、菊花等通过清泻肝火作用降压,罗布麻、天麻通过平肝熄风作用降压,山楂、葛根、银杏叶等通过活血化瘀、通经活络作用降压,黄芪、枸杞子、杜仲等通过补虚扶正达到降压作用。

中药可以治疗高血压,但其降压作用也是有限的,即适合于初期、轻微增高的病人,更应该在辨证的基础上按上述分类选择运用。

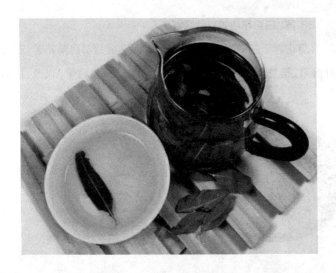

### 140.决明子茶有何养生保健作用？

决明子具有清热明目，润肠通便的作用，常用于治疗目赤肿痛、羞明流泪、肝火上攻或肝阳上亢的头痛眩晕，以及肠燥、大便秘结。现代研究证实，决明子具有降血脂、抗动脉粥样硬化、减肥、保肝等多种药理作用。决明子长期泡茶饮用，能润肠通便，改善习惯性便秘；通过通便、降血脂，从而达到减肥的效果；对高血脂、动脉粥样硬化有一定的改善作用；能改善眼睛干涩、畏光流泪症状。

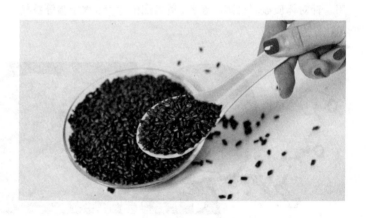

### 141.服用清热类中药或中成药，为什么会出现腹泻？

清热类中药具有清热泻火、清热解毒、清热凉血等作用。清热类药物药性寒凉，易损伤脾胃阳气。若服用剂量过大、长期服用或配伍不当，服用后会出现腹泻症状。有些患者平素脾胃虚寒、食少腹泻，即使少量服用清热药，也可能出现腹泻症状。因此，在应用清热类药物时要适当配伍顾护中焦脾胃的药物，如砂仁、干姜、草豆蔻等；应用清热类中成药时，不宜将同类药物合用。

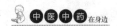

**142.西北地区秋季经常出现口干、口渴、咽干、咽痒、干咳症状,可选用哪些药物缓解?**

西北地区气候干燥,而秋季燥邪偏盛,两种原因叠加,很多人会出现口干口渴、咽干咽痒、干咳症状,这是由于燥邪伤及肺胃津液所致。针对这种情况,饮食应清淡,忌辛辣刺激。同时,可以饮用蜂蜜水,还可以选用甘寒的百合、麦冬、银耳、梨等熬汤频饮,能滋阴润肺,益胃生津,缓解上述症状。若咽痛咽痒、干咳,可酌加芦根、枇杷叶、川贝母,增强清肺热、滋肺阴的作用。针对体质虚弱气阴两虚者,适当配伍党参、太子参等益气生津。

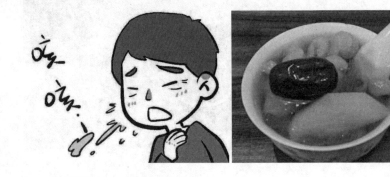

**143.如何看待中药减肥?**

中药减肥原理主要是:

(1)泻下通便。减肥药中多含有芦荟、麻子仁、番泻叶、蜂蜜等,这类药物可加强排泄,从而减少机体吸收。

(2)益气健脾,化痰祛湿。中医学很早就认识到"胖人多痰、多湿",肥胖患者往往气虚,食入的水谷不能运化成气血津液,反而生成痰湿停留体内。通过益气健脾、化痰祛湿等措施,调节机体平衡,排除体内废物。

（3）降脂，减少脂肪堆积。如绿茶、绞股蓝、生山楂、决明子等。

中药减肥有一定疗效，但不是万能的，更何况必须要以饮食调节和锻炼为前提呢！再者，"是药三分毒"，中药减肥应该在医生的指导下进行。

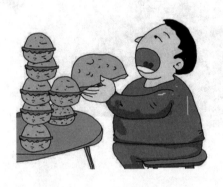

144.习惯性便秘患者，经常泡服番泻叶，这种做法合理吗？

习惯性便秘是患者由于不良的生活、饮食、排便习惯，以及心理因素等导致的长期便秘。中医认为，习惯性便秘多属于虚证便秘，是由于机体热病后津液损伤、气血亏虚、阴虚等导致肠道濡润失司，或大肠传导无力引起的。番泻叶泻下通便，开水泡服后，小剂量缓下，大剂量峻下，能缓解患者便秘症状，但属于治标不治本，长期应用则无效，甚至便秘更加严重。因此，习惯性便秘单纯使用泻下药只能暂时缓解症状，改变饮食、排便习惯，加强锻炼，并根据患者证型辨证用药才是治本之法。

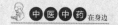
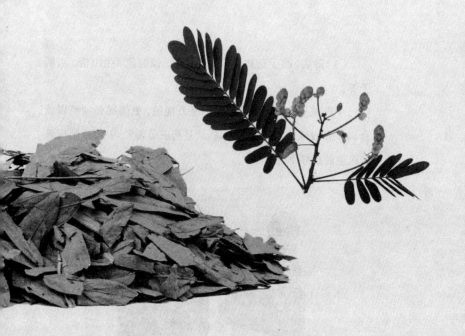

### 145.如何制作药酒？

最好选择高粱酿造的清香型白酒制作药酒。根据个人对酒的耐受程度，选择42~60度的白酒。酒精度数过高，不利于药材中有效成分的溶出；酒精度数过低，则药材容易变质。米酒、黄酒均不宜制作药酒。

根据药酒配方，对证才能饮用。必须明确，一个配方不可能适用于所有人。另外，以下人群慎用药酒：①酒对胃肠道有一定刺激性，胃病患者忌饮；②酒能助热，加速血液运行，发热、出血患者忌饮；③酒能升高血压，高血压、中风患者慎用；④皮肤病患者忌饮，

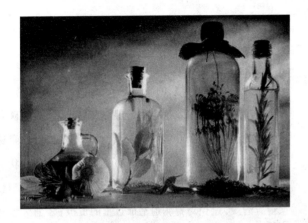

可能会加重皮肤病；⑤服用某些西药时，应仔细阅读药物使用说明，以免与药酒发生毒性反应，如服用头孢类药物时，饮用药酒会发生双硫仑样毒性反应。

146.制作药酒有哪些注意事项？制作、饮用祛风湿药酒时要注意哪些方面？

制作药酒，应选择密闭的玻璃容器，忌用金属及塑料容器；药材应该是干净、干燥的药材，酒至少应该浸泡过药面5cm以上；药酒不能在高温环境中放置，应注意避光。

制作祛风湿药酒时，最好选择祛风除湿药与补肝肾、强筋骨药配伍使用，标本兼治。有毒药材，如蕲蛇、川乌、雷公藤等不能泡酒饮用，否则长期饮用会蓄积中毒。长期饮用祛风湿药酒，可能会升高血压，应随时监测血压。

### 147.夏秋季是胃肠疾病的高发季节，应如何调理？

夏秋季是胃肠疾病的高发季节，一方面气候炎热，食物容易变质；另一方面，这个季节湿热邪气炽盛，人们喜食大量生冷，但人体脾胃功能反而较其他季节薄弱，因此容易造成湿困中焦，出现脘腹不适、恶心、呕吐、腹泻等症状。为预防该类疾病发生，首先应注意饮食卫生，不吃隔夜食物；饮食应清淡，避免对胃肠道造成过重的负担；不宜大量食用生冷食物，避免胃脘、腹部受寒。另外，可以适当食用白扁豆、红豆、薏苡仁、山药等健脾祛湿的食物，增强胃肠功能。如果出现恶心、呕吐、腹泻等症状，可选用藿香正气（水）液、保和丸等中成药。

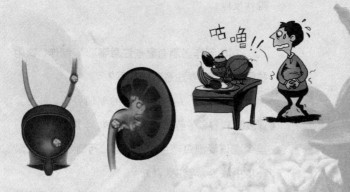

### 148.如何看待中药排石？

胆结石、膀胱结石、肾结石、输尿管结石等为临床常见病，中药鸡内金、海金沙、滑石、金钱草等均有一定的消石、排石作用。中药排石，若辨证施治，用药合理，排石疗效确切。但是，部分患者不明病情，自行用药则存在一定的风险。若结石过大，直径超过输尿管、胆总管的内径，盲目排石可能会堵塞管腔，形成结石嵌顿，出现肾绞痛、胆绞痛、黄疸等。中药排石一般以2~3周为1个疗程。

### 149.调料多属于药食同源的中药，如何妙用？

居家常备的各种调料，如丁香、花椒、白芷、干姜、肉桂、砂仁、草豆蔻、草果等，均属于药食同源的中药，这些调料气味辛香，药性温热，使用得当，用处很多。

（1）煮肉时，放入适当调料，既去除腥膻之味，又能化湿、行气,使人食之不腻,防止过食油腻肉食出现脾胃不适。

(2)若小儿、老人食用生冷或胃脘受寒出现脘腹冷痛、腹泻,可用家中常用调料煎汤服用,或者微波炉加热后,布包敷于胃脘处,丁桂儿脐贴即是该种用法中的经典。

(3)妇女受寒出现少腹冷痛、痛经,可用干姜、肉桂、橘皮熬水,加红糖饮用,可散寒止痛。

(4)寒湿引起的腰痛、关节疼痛,可将上述药物研粉,制成药袋,与红外线仪器一同使用,可祛风除湿、散寒止痛。

(5)湿疮、湿疹瘙痒,可用花椒、艾叶煎汤外洗,祛湿止痒。

## 150.金银花、蒲公英、玫瑰花等花草茶有何养生保健价值?

花草茶是以花卉植物的花或嫩叶为材料,经过采收、干燥、加工后制作而成的保健饮品,虽称为茶,但实际不含茶叶。中国花草茶始于明朝,《茶谱》中记载玫瑰、栀子、木香、梅花等皆可作茶。花草茶可长期饮用,只有针对自身需求,选择合适的花草茶,才

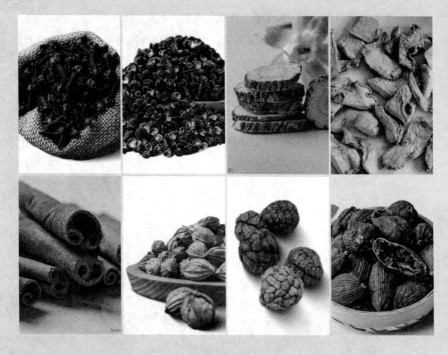

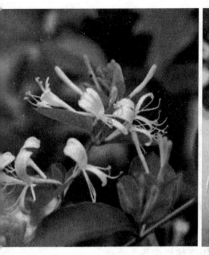
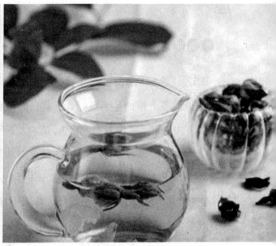

能发挥保健作用。金银花甘寒，蒲公英苦寒，两者泡茶均能清热解毒，适合火热证患者饮用，或炎热夏季饮用以预防上火，但脾胃虚寒者不宜饮用。玫瑰花味甘、苦，性温，能行气解郁，和血（活血补血）止痛，泡茶饮用可舒缓心情，美容养颜；与决明子、山楂、菊花等泡茶，能降血脂；与薄荷、当归等同用，能活血行气调经。

### 151.“冬吃萝卜夏吃姜”的说法有道理吗？

这句话是经过长期的临床实践所得，具有一定的道理。冬季天气寒冷，人们喜食火锅、羊肉、补药等辛辣刺激或肉类滋补食物，这类食物多为热性，食用过多往往会上火，且易出现食积，而萝卜是性凉的常用食材，具有清热生津、化痰止咳、行气通便等作用，食用萝卜刚好能缓解人体上述不适症状。夏季天气炎热，人们喜食雪糕、凉茶、西瓜等生冷食物，食用过多往往出现脘腹冷痛、腹泻等胃寒症状，而生姜性温，具有温中散寒、止呕作用，生姜之温能缓解过食生冷引起的胃寒。“冬吃萝卜夏吃姜”是利用食材的寒热之性，配合季节的寒热，调节人体阴阳平衡的养生方法。

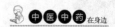

### 152."萝卜上市,药铺关门",为何?

这里的萝卜指的是半截绿、半截白的白萝卜,李时珍在《本草纲目》中称其"蔬中最有利者",能"大下气,消谷和中,去邪热气",是常用的养生食材。生、熟白萝卜功效不一样,因此,应根据个人情况有针对性地选择。白萝卜生吃可清热生津、润肺化痰止咳,用于秋季津伤口干舌燥、鼻咽干痒,以及肺热咳嗽有痰;但是生白萝卜性偏凉,易滑肠,不适用于脾胃虚寒腹泻者。白萝卜煮熟食用,能益脾和胃、消食下气,用于脾胃虚弱、饮食积滞所致的脘腹胀满、打嗝、恶心、食欲不振等。

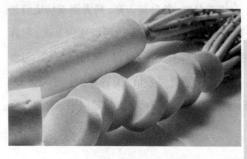
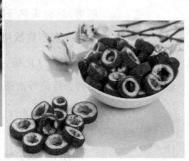

### 153.小儿厌食,能否常食山楂等消食药?

山楂、神曲、麦芽、莱菔子等消食药,能消食健胃,治疗饮食积滞。本类药物属于祛邪之品,适用于饮食积滞实证。长期使用消食药有耗气之弊。小儿厌食可能有多种原因:病程短,症见脘腹胀满、嗳腐酸臭、厌食,多属于饮食积滞实证,可使用消食药;长期厌食,面色萎黄,神疲乏力,则属于脾胃虚弱,应使用益气健脾的茯苓、薏苡仁、山药等调理;脾胃虚弱又引起饮食积滞,症见面色萎黄、神疲乏力、厌食、脘腹胀满、嗳腐酸臭的患儿,不宜单用消食药,应与补益脾气药物同用。不辨证,但见厌食,就用消食药的做法不可取。

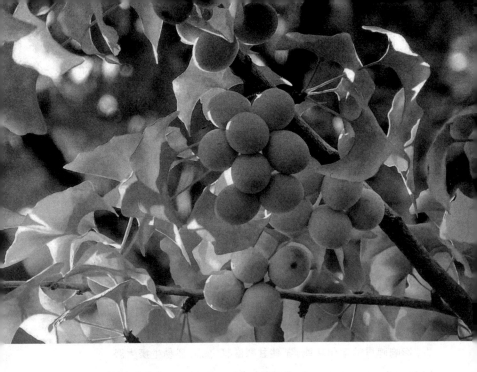

### 154.银杏可以长期服食吗？

银杏又名白果，药性甘、苦、涩、平，有毒。属于收涩祛邪药，没有补益作用，不适合长期服用。作为药物，银杏能敛肺平喘、缩尿止带，治疗喘咳、哮喘以及遗尿、妇人带下等病症。银杏生用毒性大，炒用或焯水后毒性可减弱，入药时须去掉外层种皮及内层薄皮及心芽，旨在减轻药物毒性。银杏忌生食，不宜过量服用，小儿尤其不宜食用。

### 155.应用补药时，应注意哪些事项？

"虚则补之"是中医药学的治则之一，有虚证时才可使用，不可滥用补药，误补往往会加重病情。应用补药时，防止"补之不当"，避免走入"女性补血，男性壮阳"的养生误区，辨证是用药的前提，不能千篇一律用药。组方时，应充分重视人体气血阴阳之间的关系，合理配伍，忌同类药物堆砌。补药味甘，使用不当容易壅阻中焦，影响脾胃消化吸收，应注意配伍行气药、健脾

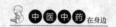

药同用。补药长久服用，宜作蜜丸、膏剂、药膳，若煎汤服用，文火久煎1小时左右，使药味尽出。若个人应用补药制作药膳、药酒等，最好选择药食同源目录中的补药，以确保用药安全。个别补药有升压作用，老年人应注意经常监测血压。

**156.长期服用补药，竟然出现饥不欲食、脘腹胀满、腹泻等症状，这是为什么？**

服用补药后，出现饥不欲食、脘腹胀满、腹泻等症状，最常见的原因是服用补药过量，或者服用者自身脾胃功能虚弱，而补药又配伍不当，以致于虚不受补。补药多味甘，易壅阻中焦脾胃，影响脾胃的运化功能，某些甘寒滋腻之品，还易生痰生湿。因此，服用补药时，首先不易过量，虚证得到纠正、阴阳平衡后就应该停药；其次，脾胃虚弱、脾胃气滞、痰湿内阻者，自身脾胃功能薄弱，再服用不易消化吸收的补药，则会加重原有不适症状，适得其反。因此，应在医生的指导下，通过合理配伍应用，使补药补之得当。

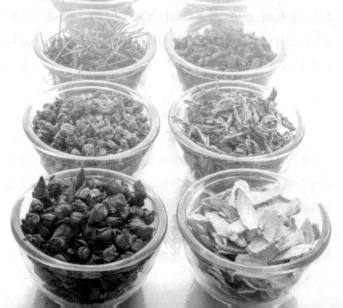

### 157.人参、西洋参均能补气，如何根据体质选择？

人参药性微温，能大补元气，补五脏之气，一切气虚证用之均可，还能益气助阳，治疗肾阳虚之阳痿宫冷。鲜人参洗净后干燥者为"生晒参"，药性相对平和，多用于气虚兼阴虚者；蒸后干燥者为"红参"，药性偏温，多用于气虚兼阳气虚弱者。但是，人参性温助火，不适合平素火旺的气虚者。西洋参药性寒凉，能补气养阴，清热生津，适用于气虚兼阴虚火旺者，但是，西洋参性凉，脾胃虚寒者慎用。

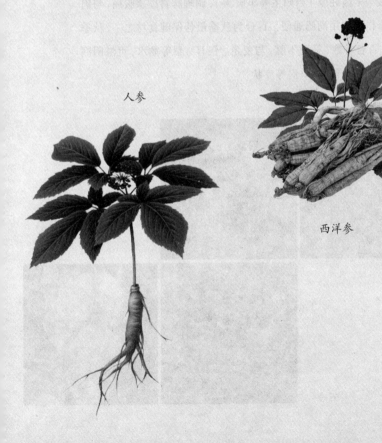

人参

西洋参

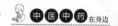

### 158.黄芪、党参、当归、百合均为甘肃常见药材,有何保健作用?

黄芪、党参、当归、百合均在药食同源目录中,是可用于保健食品的中药。黄芪、党参均为补气药,能补益肺、脾之气,治疗肺气虚所致的咳嗽、气短、喘促,语声低微,以及脾气虚所致的面色萎黄、神疲乏力、食欲不振。黄芪性温,补气力强;党参性平,不腻不燥,气血双补。两药均适合于老年人或气虚者平时调补,可煎服或与肉类炖服。当归甘、辛,温,乃补血圣药,能补血活血、调经止痛、润肠通便,适用于妇人血虚、血瘀之月经病的调养,亦可与黄芪煎服,补益气血,还可与生姜、羊肉炖服(当归生姜羊肉汤),调理脾胃虚寒腹痛,与肉苁蓉、麻子仁等同用润肠通便。百合为秋季最佳保健食材之一,秋季燥邪为患,百合甘寒,补而不腻,与麦冬、银耳、梨等熬水,可滋阴润肺,缓解口鼻咽喉干燥、口渴等症状。

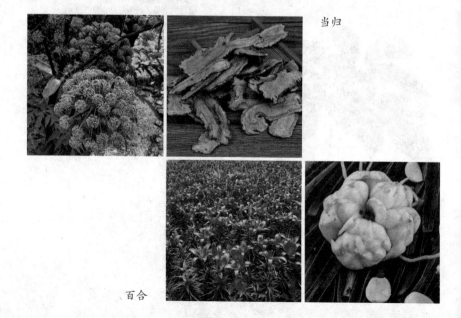

当归

百合

### 159.甘草味甜、补益,适合大剂量或长期服用吗?

甘草味甘性平,既能补肺气、祛痰止咳,又能补益心肺之气。但是,大剂量久服甘草可导致水钠潴留,引起浮肿。另外,甘草味甘,有助湿、壅阻中焦气机之弊,故水肿者、湿盛中满、脘腹痞满、食欲不振、腹泻者要慎用。

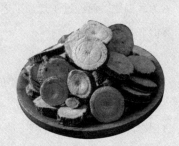

甘草

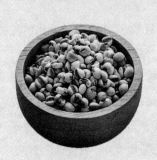
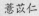

薏苡仁

### 160.八宝粥中的薏米有何功效?

薏米,又称薏苡仁、草珠子,为药食同源之品,补而不腻,易于被机体消化吸收,但该药力弱,需大量、长期服用。薏米药性甘、淡、凉,李时珍称其"能健脾益胃"。本品不仅能健脾,还能利水止泻,多用于脾虚久泻之人的调养补益,还可与人参、白术等同用,如参苓白术散。生薏米还能清肺肠之热、排脓消痈,治疗肺痈(类似于大叶性肺炎)、肠痈(类似于阑尾炎)。本品与芦根、银花等熬粥,用于病后饮食调养。风湿日久、筋脉挛急、水肿患者,亦可采用薏苡仁粥食疗辅助。

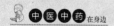中医中药在身边

### 161.爽身粉中的滑石有毒吗？

众所周知，爽身粉中的主要原材料是滑石。滑石外用能收湿敛疮，治疗湿疹、湿疮、痱子，因此小儿多外用。历代本草书籍均记载"滑石无毒"。研究表明，滑石与含有石棉成分的蛇纹岩共同埋藏在地下，在自然形态下滑石中常含有石棉成分，而石棉是一种致癌物，国际癌症研究中心（IARC）将"含石棉的滑石"列为致癌物。而经过正规加工炮制，不含石棉的滑石是安全无毒的。

### 162.枸杞子有何养生保健价值？

枸杞子主产于宁夏、甘肃、新疆等地。枸杞子为常用的药食同源滋补佳品，味甘，性平，能滋补肝肾之阴，补益精血明目，善治肝肾不足、精血亏虚之眩晕耳鸣、两目干涩、视物不清、腰膝酸软、须发早白、肾虚不育等。枸杞用法多样，煲汤、煎服、熬膏、泡酒、入丸散等均有效。若肝肾亏虚，两目干涩、视物昏花，可用枸杞、菊花泡水，亦可用杞菊地黄丸。血虚面色萎黄、头晕耳鸣、失眠健忘，枸杞与莲子、桂圆、大枣煎汤，或再加阿胶熬膏服用；将枸杞、当归、党参、大枣等与肉类炖服，能补血、养心、安神。

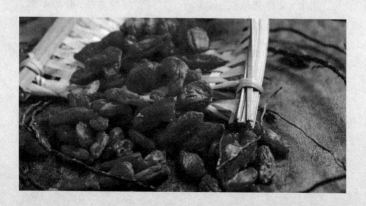

### 163.山药有何滋补作用？

山药为药食同源佳品，李时珍《本草纲目》言其能"益肾气、健脾胃"。本药味甘性平，不热不燥，补而不腻，服食既能滋补，又容易被消化吸收。山药能补肺脾肾之气，兼能滋肺脾肾之阴，还能收涩止泻、涩精止带，主要治疗：①脾胃气阴两虚，症见面色萎黄、神疲乏力、口干唇燥、食少腹泻等，可与薏米、茯苓、白扁豆等同用食疗。②肺肾气阴两虚，气短喘促、动则喘促更甚，咽干咽痒，可用山药、党参、百合、大枣等，煎汤服用。③肾虚不固、腰膝酸软、遗精、尿频等，山药、乌药、益智仁组成的"缩泉丸"有一定治疗作用。④糖尿病（消渴）轻的患者，服食蒸山药或山药粥，既能饱腹而减少淀粉类食物摄入，又能平补肺脾肾之气阴，改善"三多一少"症状。

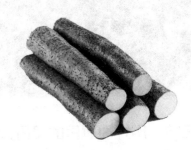

### 164."何首乌大补，常吃延年益寿"，这种观点正确吗？

何首乌分为制首乌与生首乌，两者炮制不同，功用亦不同。制首乌偏于补益，为滋补良药，能补肝肾、益精血、乌须发、强筋骨、化浊降脂，治疗精血亏虚或血虚所致的面色萎黄、眩晕耳鸣、腰膝酸软、须发早白以及高脂血症。生首乌偏于祛邪，能解毒、截疟、润肠通便，治疗疮痈、风疹、疟疾日久、血虚肠燥便秘。若要补益，应选用制首乌。

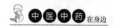
近年有些文献报道何首乌的毒性反应，警示人们"是药三分毒"，不能为了延年益寿，滥吃补药。之所以出现毒性反应，可能与以下环节有关：①长期使用，蓄积中毒；②大剂量使用；③未规范炮制即用药，生首乌的毒性强于制首乌；④患者有慢性肝肾病史；⑤违背"见证用药"的原则，药物配伍不当等。因此，常吃首乌延年益寿的观点不正确。服用首乌时，一定要做到规范用药，避免上述不当做法。

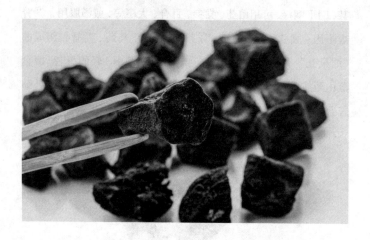

## 第三节　用好抽屉里的灵丹妙药

165.淋雨、受寒后出现轻微感冒症状，居家可以采用哪些简单用药？

淋雨、受寒初期，应冲热水澡，多饮热开水。若出现感冒症状，多属于风寒感冒。疾病初期，病证较轻微时，可用葱白、生姜煎汤服用；也可用开水冲泡晒干的紫苏叶，再加入红糖，当茶频饮；脾胃功能较弱者，可以用生姜、（青白）萝卜切丝，煎汤服用。若症状较重时，可选择治疗风寒感冒的中成药。若出现高热、咳嗽等严重症状时，应尽快去医院就诊。

### 166.如何选用治疗感冒的中成药？

感冒是一个独立的疾病，中医学病机为外感表实证，有风寒、风热、暑湿以及体虚感冒的不同，故治疗感冒的中成药又被称为解表中成药，大概有以下4类：①辛温解表类，主要治疗风寒感冒，部分治疗风寒夹湿感冒，如通宣理肺丸、风寒感冒颗粒、九味羌活颗粒等。②辛凉解表类，治疗风热感冒或流行性感冒初期，如桑菊感冒片、银翘解毒片、羚羊感冒片、连花清瘟胶囊等。③扶正解表类，治疗虚证感冒，即患者平时有气虚、阴虚或阳虚的表现，又感外邪导致感冒，如参苏丸、人参败毒胶囊等。④表里双解类，用于患者既有表证（感冒），又有里证，如防风通圣丸等。

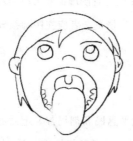

风寒感冒

舌苔白厚，
舌质红或者白

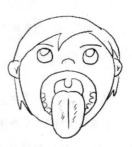

风热感冒

舌苔黄厚，
舌质红

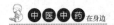
中医中药在身边

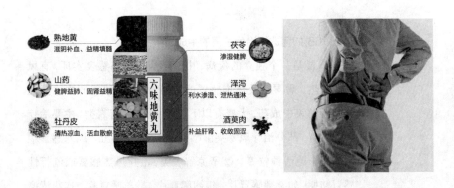

熟地黄
滋阴补血、益精填髓

山药
健脾益肺、固肾益精

牡丹皮
清热凉血、活血散瘀

茯苓
渗湿健脾

泽泻
利水渗湿、泄热通淋

酒萸肉
补益肝肾、收敛固涩

## 167.六味地黄丸由哪些药物组成，有何功用及注意事项？

六味地黄丸由宋代太医钱乙首创，其实是脱胎于张仲景的"金匮肾气丸"。由熟地黄、山药、山萸肉、茯苓、丹皮、泽泻六味药物组成，能滋阴补肾，治疗肾阴虚所致的眩晕耳鸣、腰膝酸软、骨蒸潮热、盗汗遗精、消渴等。据报道，该药有护肝、抗疲劳、抗衰老、提高免疫力、调节更年期等多种作用。很多人将本品作为保健品长期服用，这种做法欠妥。应用中成药必须以辨证论治为前提，不论治疗什么疾病，应是肾阴虚证才可应用六味地黄丸；其次不能随意加大用量。病情复杂者应在医师指导下服用。

## 168.逍遥丸的处方来源、功用。

中成药逍遥丸，是在宋代《太平惠民和剂局方》记载的逍遥散基础上，经过剂型变化后所得。两者药物组成一致，制备工艺略有不同。《太平惠民和剂局方》是全世界第一部由官方主持编撰的成药标准，也是一部流传较广、影响较大的临床方书，是宋代太平惠民和剂局收集当时医家及民间常用有效方剂编纂而成。逍遥丸能疏肝健脾、养血调经,治疗肝气不舒所致月经不调、胸胁胀痛、头晕目眩、食欲减退等。临床研究显示,逍遥丸可以用于治疗抑郁、焦虑、失眠,还可以治疗乳腺增生、围绝经期综合征、不孕等多种妇科病。需要强调的是,中成药的使用,首先要辨证,应用于辨证属"肝郁脾虚"证的患者。

### 169.各种剂型的藿香正气如何选择?

中成药藿香正气口服液(水、丸、胶囊等),具有解表化湿、理气和中的作用,用于治疗外感风寒、内伤湿滞或夏伤暑湿所致的感冒,症见头痛昏重、胸膈痞闷、脘腹胀痛、呕吐泄泻;或者见上述证候的胃肠型感冒患者。很多人误认为该药是单纯治疗感冒的药物,实际该药在治疗感冒时,更侧重于治疗湿阻中焦的胃肠道症状,如脘腹痞满、恶心、呕吐、泄泻等,而这些症状在夏季常见。藿香正气有口服液、水、丸、胶囊、软胶囊等多种剂型,患者应根据自身情况,有针对性地选择恰当剂型。首先,几种剂型在组方、成分上略有差异。其次,藿香正气水、口服液、合剂、滴丸、软胶囊,起效相对较快,适用于急症患者;藿

### 我感冒了……

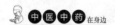中医中药在身边

香正气片、胶囊、浓缩丸、大蜜丸,起效慢,适用于病情较轻者。尤其应该注意的是,藿香正气水含40%~50%乙醇,严禁与头孢菌素类抗菌药物、硝基咪唑类抗菌药物(甲硝唑、替硝唑、塞克硝唑)同用;老人、小儿、孕妇、酒精过敏患者禁用;恶心、呕吐症状较重患者不适合选用水剂。

### 170.川芎茶调丸有何功用?

川芎茶调丸,具有疏风止痛作用,用于治疗风寒或风湿所致的头痛,疗效十分肯定。该药也能治疗偏头痛、神经性头痛、外伤后遗症所致的头痛,但是必须经过临床大夫明确诊断。该药不能治疗气血亏虚、肝阳上亢的头痛。孕妇慎用。

### 171.归脾丸有何功用?

中成药归脾丸的组方,来源于宋代《济生方》归脾汤,具有益气健脾、养血安神的作用,用于治疗心脾两虚所致的气短心悸、失眠多梦、头昏头晕、肢倦乏力、食欲不振等。很多人“望名生义”,认为该药是单纯的补气健脾之品,实际上,该药是在气血双补的基础上,重点改善心神不宁的心悸、失眠、健忘症状,是益气摄血、气血双补、心脾两补的代表方。

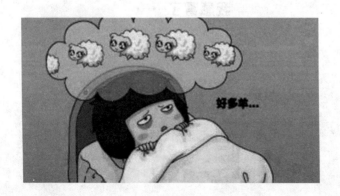

### 172.艾附暖宫丸有何功用？使用应注意什么？

中成药艾附暖宫丸组方来源于清代沈金鳌所著《沈氏尊生书》中的艾附暖宫汤，是妇科调经名方。艾附暖宫丸能理气补血、暖宫调经，治疗子宫虚寒、月经不调（月经量少、月经延后）、经期腹痛、腰酸带下。使用该药时，除阅读说明书注意事项外，还应注意：①用药前，首先应排除妇女怀孕，孕妇禁用；②辨证属血虚气滞、下焦虚寒所致的月经不调方可使用，否则可能会加重病情，应在医师指导下合理用药；③平素月经正常，突然出现月经过少，或经期错后，或阴道不规则出血或带下伴阴痒，或赤带者应去医院就诊。

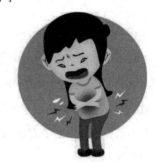

### 173.桂枝茯苓丸有何功用？

桂枝茯苓丸组方来源于名医张仲景《金匮要略》中的桂枝茯

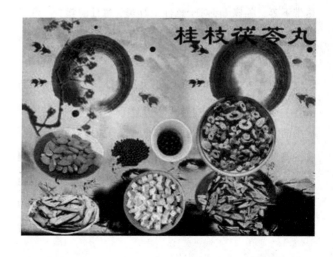

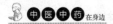

苓汤,由桂枝、茯苓、甘草、丹皮、赤芍、桃仁组成。桂枝茯苓丸能活血化瘀、消癥,治疗妇人宿有癥瘕痞块,或血瘀经闭、行经腹痛、产后恶露不尽等。桂枝茯苓丸为妇人专用药,临床多用于治疗卵巢囊肿、子宫肌瘤、乳腺增生、痛经、附件炎、产后恶露不尽等病,辨证属瘀血阻滞证者。

### 174.如何用好附子理中丸?

中成药附子理中丸组方来源于中医名方附子理中汤,由制附子、党参、炒白术、干姜、甘草组成。附子理中丸能温中健脾,治疗脾胃虚寒所致之脘腹冷痛、呕吐泄泻、手足不温。因方中附子有毒,故孕妇忌用。服药期间,忌生冷食物。

### 175.龙胆泻肝丸有毒吗?

龙胆泻肝丸能清肝胆、利湿热,治疗肝胆湿热所致的头晕目赤、耳鸣耳聋、耳肿疼痛、胁痛口苦、尿赤涩痛、湿热带下等。临床上,对于急性中耳炎、急性胆囊炎、带状疱疹、急性盆腔炎等辨证属肝胆火旺或肝胆湿热者均可选用龙胆泻肝丸治疗。

发生在2003年的"龙胆泻肝丸事件",让很多人对该药存在一定误解,畏之如虎。2003年及以前的龙胆泻肝丸组成中的木通多选用关木通,关木通属于马兜铃科植物,其所含的马兜铃酸具有一定肾毒性,但中药组方的关键在于炮制、配伍等减毒环节,因此一味药有毒不代表由多种药物组成的中成药有毒。为了进一步保证用药安全,2005年版《中华人民共和国药典》对部分马兜铃科药物进行剂量限定或

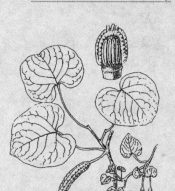

关木通

停止使用,关木通被停止使用,现在中成药中的木通品种是无毒、安全的。因此,龙胆泻肝丸是无毒的中成药,但是临床使用时仍要谨遵说明书,或在医生指导下随证、按疗程用药。

### 176.补中益气丸有何功用?

补中益气丸组方来源于金元名医李东垣《脾胃论》中的补中益气汤。补中益气丸能补中益气、升阳举陷,治疗脾胃虚弱、中气下陷所致的体倦乏力、食少腹胀、便溏久泻、肛门下坠。临床上,补中益气丸常用于治疗营养不良、低血压、贫血、慢性肠炎、脱肛、胃下垂等多种疾病,证属脾胃气虚者。

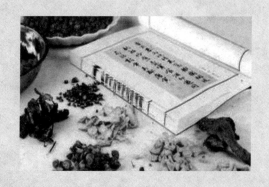

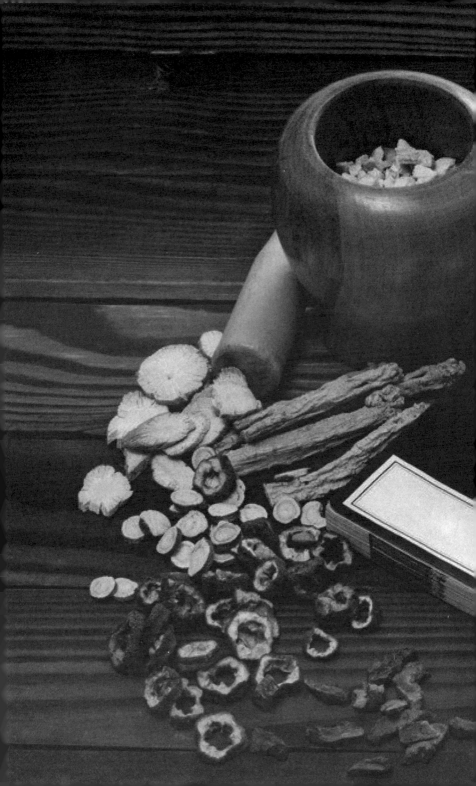

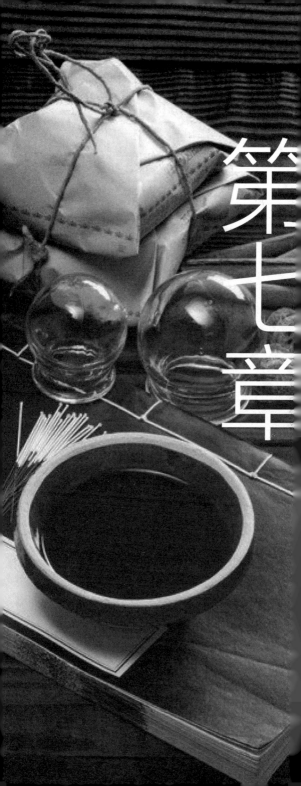

第七章

针法灸法　一应俱全

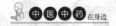

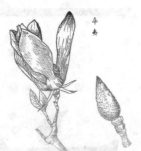

辛夷

# 第七章　针法灸法　一应俱全

　　针灸疗法是中医药学中最神奇的治疗方法，千百年来，代有发挥，日臻完美。也是成功走出国门，造福世界人民的中国国粹之一。针灸的镇痛原理虽然已被实验研究所揭示，认为与不同频率刺激神经节所释放的阿片肽有关。其实针灸治病的神奇，远没有那么简单。实践证明，施针者的运气功力与疗效息息相关。只此一点，就说明针灸治病的原理，如同它的依附体"经络"一样，还有很多未知的领域，但这并不影响针灸在临床的广泛应用。

## 第一节　针灸常识

### 177.什么是针灸？

　　针灸包括"针"和"灸"，是针法和灸法的合称。针法是把毫针按一定穴位刺入患者体内，运用捻转与提插等补泻手法来治疗疾病；灸法是把燃烧着的艾绒按一定穴位熏灼皮肤，利用热的刺激来治疗疾病。针灸是一种"内病外治"的医术，是通过经络、腧穴的传导作用来治疗全身疾病。在辨证论治的前提下，进行相应地配穴处方，以通经脉、调气血，使阴阳归于相对平衡，使脏腑功能趋于调和，从而达到防治疾病的目的。

### 178.人体有多少个穴位？

腧穴是脏腑经络气血输注于躯体外部的特殊部位，也是疾病的反应点和针灸等治法的刺激点。腧，又作"俞"，通"输"，有输注、转输的意思；穴，引申为孔隙、孔窍、凹陷处。目前确定的经穴总数达361个，穴位有单穴和双穴之分，任、督脉位于正中，是一名一穴，十二经脉左右对称分布，是一名双穴。

### 179.所有的穴位都有"名字"吗？

腧穴的类别，一般将归属于十四经系统的称"经穴"，未归入十四经的补充穴称"经外奇穴"，还有按压痛点取穴则称"阿是穴"。凡归属于十二经脉和任、督脉的腧穴，亦即归属于十四经的穴位，总称"经穴"。经穴均具有具体的穴名和固定的位置，分布在十四经循行路线，有明确的针灸主治。奇穴是具有具体的位置和名称的经验效穴，统称"经外奇穴"，简称"奇穴"。阿是穴，是指该处既不是经穴，又不是奇穴，只是按压痛点取穴，这类穴既无具体名称，又无固定位置，而是以压痛或其他反应点作为刺灸的部位。

### 180.穴位是如何定位的？

腧穴定位法，又称取穴法，是指确定腧穴位置的基本方法。确定腧穴位置，主要有骨度分寸定位法、体表标志定位法、手指同身寸法三种。以体表标志定位为主要依据，其是以人体解剖学和各种体表标志为依据来确定腧穴位置的方法，又称自然标志定位法，包括固定标志、活动标志定位。固定标志，指利用人体体表的五官、毛发、爪甲、乳头、脐窝、横纹线以及骨节、肌肉所形成的凸起或凹陷等作为取穴标志；活动标志指

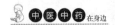

利用关节、肌肉、皮肤、肌腱，随活动而出现的孔隙、凸起和凹陷、皱纹等作为取穴标志。在距离标志较远的部位，则于两标志之间折合一定的比例寸，称"骨度分寸法"，是指主要以骨节为标志，将两骨节之间的长度折量为一定的分寸，用以确定腧穴位置的方法。手指同身寸法是指依据患者本人手指为尺寸折量标准来量取腧穴的定位方法，又称"指寸法"。其包括中指同身寸（以自己中指中节桡侧两端横纹之间的距离为1寸）、拇指同身寸（以自己拇指的第一个关节宽度为1寸）、横指同身寸（将自己的食指、中指、无名指、小指并拢，以中指中节关节横纹为标准，四指的宽度为3寸）三种，取穴时用手指比量这种距离，则称之手指"同身寸"。取穴时须根据具体情况适当选用，某些腧穴可用几种方法相互验证，当发生差异时，应以体表标志和骨度分寸作为基准。

### 181.针刺出针后局部出血正常吗？

临床上一些患者认为针刺不应该出血，若出针后出血了，尤其是初次接受针灸的病人会感到害怕，认为"没扎好"。实际上毛细血管布满全身，针刺入穴位后，有时穴位下毛细血管被刺破，出针后少量出血、针后局部小范围瘀青是正常的，不会对患者的健康造成不良影响。一些热病、瘀滞类疾病也经常使用放血疗法，疗效显著。所以患者朋友们不必对针刺部位少量出血过度紧张，只需用干棉球按压片刻，即可止血。

### 182.为什么眼周穴位针刺后有时会变成"熊猫眼"？

眼周腧穴，如承泣、睛明、球后等穴，因穴位皮下组织内血管丰富，组织疏松，使血管移动性大，腧穴又位于眼球周围，深刺还可累及视神经，故针刺眼区穴时，如进针过快，进针后提插捻转，则易刺伤血管，引起局部不同程度的皮下出血，局部呈青紫色，变成"熊猫眼"。出现这种情况时，应先冷敷止血，24小时后改用热敷，以促进瘀血的吸收。同时医者在针刺眼周穴位时也应注意，缓慢进针，进针后不施以手法，出针后加强按压，做到轻、慢、压。

### 183.扎针会使人体"漏气"吗？

平常人所说漏气的"气"，和中医理论所提到的"气"是完全不同的两个概念。首先人体不是像气球那样，有个小口里面的气就会漏光。中医理论里的气是指正常脏腑功能。医者通过相关的穴位组合，并使用适当的针刺手法，同样可以补充人体已经虚弱的脏腑功能，这就是针灸里所说的"补气"。"实则泻之，虚则补之"是针灸临床治病的原则，不会出现所谓的"漏气"。

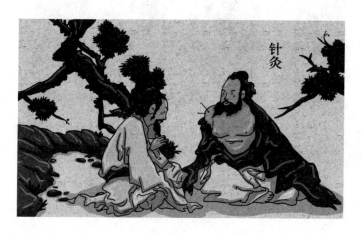

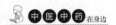

中医中药在身边

### 184.针灸治疗需要天天做吗？

针刺治疗作用具有后续性，但是随着时间的推延，针刺后续效应也将逐渐消失，应在每次针刺后续效应消失之前进行下一次针刺治疗，确定合理的针刺间隔时间，可以使针刺疗效最大化。

有人认为针灸既然是种绿色疗法，就可以"天天扎"或"常常扎"，扎得次数越多、时间越长，则效果越好。然而临床实践中发现，长时间、不间断地针灸刺激或持续多日的针灸治疗，并不能保证针灸效果可以无限叠加，多数情况下适当的间隔是必要的，有助于患者的针刺得气，从而起到很好地扶正祛病的作用。当然，有小部分疾病，如急性的疼痛、实性的呃逆、外感咳嗽、急性泄泻等建议天天针刺，甚至2~3次/天，这样能很快缓解症状，恢复健康。不建议出于养生的目的而盲目选择"天天扎""常常扎"，应根据不同的疾病性质来选择合适的针灸疗程。

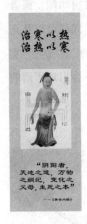

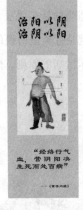

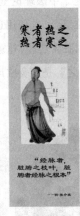

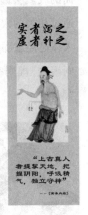

### 185.针灸的作用是什么？

（1）疏通经络。《千金方》："凡病皆由血气壅滞不得宣通，针以开导之，灸以温暖之。"疏通经络的作用即使瘀阻的经络通畅而发挥其正常的生理作用，是针灸最基本最直接的治疗作用。经络"内属于脏腑，外络于肢节"，运行气血是其主要的生理功能之一。经络不通，气血运行受阻，临床表现为疼痛、麻木、肿胀、瘀斑等症状。针灸选择相应的腧穴和针刺手法及三棱针点刺出血等使经络通畅，气血运行正常。

（2）调和阴阳。《灵枢·根结》："用针之要，在于知调阴与阳。"针灸调和阴阳的作用就是可使机体从阴阳失衡的状态向平衡状态转化，是针灸治疗最终目的。疾病发生的机理是复杂的，但从总体上可归纳为阴阳失衡。针灸调和阴阳的作用是通过经络阴阳属性、经穴配伍和针刺手法完成的。

（3）扶正祛邪。《黄帝内经》："正气存内，邪不可干；邪之所凑，其气必虚。"针灸扶正祛邪的作用就是扶助机体正气及祛除病邪。疾病的发生、发展及转归的过程，实质上就是正邪相争的过程。针灸治病，就是在于能发挥其扶正祛邪的作用。

## 186.针灸疗法的优点是什么？

有广泛的适应证，可用于内、外、妇、儿、五官等科多种疾病的治疗和预防；治疗疾病的效果比较迅速和显著，具有良好的兴奋身体机能，提高抗病能力和镇静、镇痛等作用；操作方法简便易行；医疗费用经济；没有或极少副作用，基本安全可靠，又可以协同其他疗法进行综合治疗。

## 187.针灸的适应证与禁忌证是什么？

针灸疗法历史悠久，近几十年国内学者也围绕针灸开展了系统科学的研究，发现针灸的治疗范围是非常广泛的，除了骨关节疾病以外，针灸对血管、神经类疾病、慢性胃肠疾病、肾病、呼吸系统疾病、内分泌、美容减肥及部分皮肤疾病均有着显著

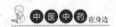
的疗效，对于肿瘤、五官疾病的治疗乃至于助产都有一定的效果和作用。而且针灸疗法比较安全，对病人的年龄及身体条件要求不高，是公认的绿色治疗手段。

针灸的禁忌证有：①过于疲劳、精神高度紧张、饥饿者不宜针刺；年老体弱者针刺应尽量采取卧位，取宜穴少，手法宜轻。②怀孕妇女针刺不宜过猛，腹部、腰骶部及能引起子宫收缩的穴位如合谷、三阴交、昆仑、至阴等禁止针灸。③小儿因不配合，一般不留针，婴幼儿囟门部及风府、哑门穴等禁针。④有出血性疾病的患者，或常有自发性出血，损伤后不易止血者，不宜针刺。⑤皮肤感染、溃疡、瘢痕和肿瘤部位不予针刺。⑥眼区、胸背、肾区、项部腧穴，胃溃疡、肠粘连、肠梗阻患者的腹部腧穴，尿潴留患者的耻骨联合区腧穴针刺时应掌握深度和角度，禁用直刺，防止误伤重要脏器。⑦针刺对某些病症确实有极好的疗效，但并非万能，特别是一些急重病的治疗，应根据情况及时采用综合治疗，才能更有利于病人康复，也可充分发挥针灸的作用。

### 188.针刺时，会有什么样的感觉？

一般来说，针灸针刺入穴位后局部会产生酸、麻、胀、重的感觉，我们称之为"得气感"。《灵枢·九针十二原》有云："刺之要，气至而有效。"可见得气在针灸疗法中的重要性。针穴疼痛是指进针、行针时或留针后针刺部位出现疼痛，主要原因是进针时针尖停留表皮时间过长；或针前检查工作疏漏，用了质量低劣如针尖弯曲带钩的针具，使皮肤受损；或进针后患者体位有移动；或行针手法过重，或操作手法不熟练，或外力碰撞、压迫针柄；或刺及骨骼、肌腱、血管。故针刺前应预防，仔细检查针具，熟悉人体解剖部位，进针时应迅速透皮，操作手法要熟练，行针手法要匀称适当，避免手法过强，并嘱患者针刺过程中不可随意改变体位。

### 189.针灸治疗后多久能洗澡？饮食需要忌口吗？

针灸治疗后多久可以洗澡是临床患者常问的问题，一般来说针灸治疗后不建议立刻洗澡，因为刚针刺毕针眼还没有完全愈合，有可能在接触水的过程中导致针眼处发生感染。但如果起针后穴位无明显的出血、血肿等情况，3个小时后可以进行淋浴；如果针刺过程中出现局部皮下出血，甚至小血肿，临床建议针灸后6~8小时进行沐浴，相对安全。

治疗后饮食需清淡、易消化，避免偏食，忌食辛辣刺激及肥甘厚腻之品。

### 190.哪些疾病针灸治疗更有优势？

为适应针灸临床治疗和研究发展需要，1996年11月召开了世界卫生组织意大利米兰会议，提出64种针灸适应证，并作如下论述：

（1）采用类似针灸法或传统疗法随机对照试验过的针灸适应证有：戒酒、变应性鼻炎（花粉症）、竞技综合征、面瘫、胆绞痛、支气管哮喘、心神经官能症、颈椎病、运动系统慢性疼痛（颈、肩、脊柱、膝等）、抑郁、戒毒、痛经、头痛、偏瘫或其他脑病后遗症、带状疱疹、高血压、原发性低血压、阳痿、引产、失眠、白细胞减少、腰痛、偏头痛、妊娠反应、恶心呕吐、肩周炎（冻结肩）、手术后疼痛、经前期紧张症、神经根疼痛综合征、肾绞痛、类风湿性关节炎、扭伤和劳损、下颌关节功能紊乱、紧张性头痛、戒烟、三叉神经痛、泌尿道结石。

（2）有足够数量的病人为样本但无随机性对照试验的针灸适应证有：急性扁桃体炎和急性咽喉炎、背痛、胆道蛔虫症、慢性咽炎、胎位不正、小儿遗尿、网球肘、胆结石、肠道激惹综合征、梅尼埃病、肌筋膜炎、儿童近视、单纯性肥胖、扁桃体切除术

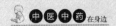

后疼痛、精神分裂症、坐骨神经痛。

（3）有反复的临床报道，效果较快或有一些试验依据的针灸适应证有：便秘、缺乳、泄泻、女性不孕、胃下垂、呃逆、尿失禁、男性不育（精子缺乏、精子活动力缺乏）、无痛分娩、尿潴留、鼻窦炎。

### 191.针刺疗效与留针时间有关系吗？留针时间越久针刺疗效越好吗？

留针法是指针刺得气后，将针体留置穴内停留一段时间后，再予出针的方法。临床上可分为静留针法和动留针法两种，根据病情和患者体质不同而分别使用。一般短留针20~30分钟，研究表明，常规短留针30分钟即可达到最佳疗效。此外还有不少病人并不适宜留针，有的留针反而会影响疗效，故对是否需要留针，以及留针时间的长短，都必须辨证而施，不可机械。其中，里证、阴证、寒证宜久留针，表证、阳证、热证宜短时间留针，甚而不留针，故留针需因人、因时制宜。

### 192.什么是得气？

得气是指针刺过程中毫针与经气相得。具体地说是指毫针进针后施以一定的行针手法，使针刺腧穴部位产生针刺的感应。得气的指征，一是患者对针刺的感觉和反应（自觉指征），主要有酸、麻、胀、重、凉、热、触电感、跳跃感、蚁行感、气流感、水波感和不自主肢体活动等；二是医者手指下的感觉（又称他觉指征），针下由原来的轻松虚滑，慢慢地变为沉紧，出现如鱼吞钩饵等手感。

### 193.针刺疗法有补泻吗？是怎么实施的？

"补虚泻实"是针灸治疗的总则。《灵枢·九针十二原》说：

"虚实之要,九针最妙。补泻之时以针为之。"如何区分补泻法？补法在于顺其气,或将气向内推送,使正气有所补益；泻法则是逆其气,折其病势,将气向外引伸,使邪气有所散佚。补泻手法贯穿于从进针到出针的整个针刺过程中,其效应还受到病人体质和功能状态的影响。常用的补泻手法有单式针刺补泻手法及复式针刺补泻手法,以及飞经走气四法。其中,单式针刺补泻手法分为徐疾补泻法、提插补泻法、捻转补泻法、呼吸补泻法；复式针刺补泻法分为烧山火、透天凉；飞经走气四法包括青龙摆尾法、白虎摇头法、苍龟探穴法、赤凤迎源法。

### 194.拔罐后罐内的水汽是人体的"湿气"吗？

拔罐后罐内的水汽不是人体内的湿气,是酒精拔罐产生的效果。一般拔罐是用不纯的酒精,里面含有水分,点燃后温度增高,酒精在罐内燃烧后会产生水,如果室内温度较低,罐内自然会有水蒸气了。

### 195.拔罐后罐印颜色越深,说明身体疾病越重吗？

启罐后,吸拔部出现紫红色瘀点、瘀块,或兼微热痛感,通称罐斑或罐印,是属正常反应,1~2日即自行消失。如果罐斑如显水泡、水肿或水气状,提示湿盛或寒湿；若水气色黄为湿热；水泡呈红色或黑色,示久病湿盛血瘀；罐斑色深紫,示瘀血为患；罐斑色深紫黑且触之痛,伴身热,系热毒瘀结。

### 196.哪些人不宜拔罐？

(1)急性严重疾病、慢性全身虚弱性疾病及接触性传染病。

(2)严重心脏病、心力衰竭。

(3)血小板减少性紫癜、白血病及血友病等出血性疾病。

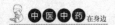中医中药在身边

（4）急性外伤性骨折、严重水肿。

（5）精神分裂症、抽搐、高度神经质及不合作者。

（6）皮肤高度过敏、传染性皮肤病，以及皮肤肿块部、皮肤溃烂部。

（7）心尖区、体表大动脉搏动部及静脉曲张部。

（8）瘰疬、疝气处及活动性肺结核。

（9）妊娠妇女的腹部、腰骶部、乳房部、前后阴部。

（10）精神紧张、疲劳、饮酒后，以及过饥、过饱、烦渴时。

### 197.拔罐后有哪些注意事项？

（1）留罐时间10~15分钟，一般病情轻或有感觉障碍（如肢体麻木者）拔罐时间要短。病情重、病程长、病灶深及疼痛较剧者，拔罐时间可稍长，吸附力稍大。

（2）拔罐后皮肤出现水泡属正常现象，可涂龙胆紫或碘伏消毒，水泡较大者，可用注射器抽出液体后消毒包扎。

（3）患者拔罐后注意保温，不宜马上洗澡，易导致皮肤破损、发炎及受凉；在过饥、过饱、过劳、过渴、高热、高度水肿、高度神经质、皮肤高度过敏、皮肤受损、皮肤弹性极差、严重皮肤病、肿瘤、血友病、活动性肺结核、月经期、孕期，均应禁用或慎用拔罐。

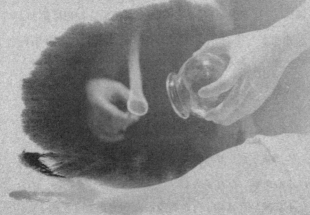

# 第二节　针灸临床

### 198.针灸能减肥吗？

针灸减肥作为一种时下流行的减肥方法，正被越来越多的人尝试及关注。首先，针灸之所以减肥有效，是通过针刺相应的穴位，有效调节脂质的代谢过程。肥胖症患者身体中过氧化脂质高于正常值，针灸可以使人体中过氧化脂质含量下降，加速脂肪的新陈代谢，增加能量消耗，从而达到减肥目的。其次，通过对神经系统的调节，抑制胃肠的蠕动和胃酸分泌，减轻饥饿感。针灸以后，胃的排空减慢，自然就有饱的感觉，不太想吃东西了，体内没有足够的能量摄入，不得不动用储存的脂肪。再者，有效调节内分泌紊乱。肥胖症患者的内分泌紊乱发生率极高，为什么生了小孩的妇女会发胖，并不是营养过剩，是生小孩后打破了她的内分泌平衡，引起发胖，女人到了更年期时，内分泌紊乱同样引起发胖。针灸通过调节"下丘脑-垂体-肾上腺皮质"和"交感-肾上腺皮质"两个系统使内分泌紊乱得以纠正，并加速脂肪的新陈代谢，达到减肥目的。

### 199.针灸减肥的种类有哪些？

针灸减肥主要分为针刺减肥、耳穴减肥和穴位埋线减肥等。针刺减肥疗法是最为常见的减肥方法，应用广泛，疗效稳定，每周需治疗至少3次以上，每次40分钟左右，进针时患者有酸、胀、痛、麻等不适感，因此，对于惧怕针刺，或时间安排上有困难的患者不适宜。

耳穴减肥疗法是通过按压耳穴相应的部位，而达到减肥的目的，每周换耳穴贴2次，患者在饭前揉压耳穴5~6分钟，每日按揉3次，此法简便易行，不需要针刺，也被绝大多数患者接受。

穴位埋线减肥疗法是近年来新兴的治疗方法，来源于穴位埋藏疗法，针灸是通过刺激穴位产生疗效。在针灸或点穴时，外力对穴位产生刺激，一旦针具或手指离开穴位以后，对穴位的刺激就随之消失了。后来，医生就把针具埋在患者的穴位中，让它长期刺激穴位，这就是最初的穴位埋藏疗法。

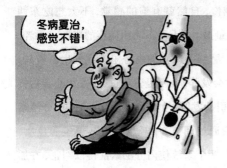

冬病夏治，感觉不错！

### 200."冬病夏治"有哪些方法？

"冬病夏治"疗法的方法有穴位贴敷、艾灸、拔罐、刮痧、按摩推拿、熏洗、药浴等，另外还有口服汤剂、丸剂、药片、药膳、食疗，以及体育运动等，这些都归于冬病夏治的范畴。其中穴位贴敷疗效最为理想，其是在初伏、中伏、末伏中每年贴敷4次，共贴敷12次。贴药前后将穴区清洁擦干。

以上方法连贴3~5年，防治"冬病"十分有效，老人、儿童、成人皆宜。

### 201."穴位贴敷"疗法的贴敷疗程是怎样的？

穴位贴敷的时间主要集中在夏令三伏天，即每年的初、中、末三伏，每隔10天为"一伏"，每年贴敷4次，连续贴敷3年为1个疗程。每年入伏的时间不固定，中伏的长短也不相同，需要查历书计算，简单地可以用"夏至三庚"这4字口诀来表示入伏的日期，即从夏至后第3个"庚"日算起，初伏为10天，中伏为10天或20天，末伏为10天。我国古代流行"干支纪日法"，用10个天干与12个地支相配而成的60组不同的名称来记日子，循环使用。每逢有庚字的日子叫庚日。从夏至开始，依照干支纪日的排列，第3个庚日为初伏，第4个庚日为中伏，立秋后第1个庚日为末伏。

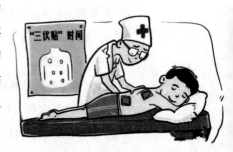

"三伏贴"时间

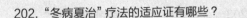

## 202."冬病夏治"疗法的适应证有哪些？

（1）呼吸系统疾病：慢性咳嗽、哮喘、慢性支气管炎、慢性阻塞性肺病、反复感冒等。

（2）消化系统疾病：慢性胃炎、慢性肠炎、消化不良等。

（3）软组织损伤疾病：如颈椎病、腰腿痛、肩周炎、网球肘及其他一些疼痛性疾病。

（4）风湿免疫性疾病：风湿、类风湿性关节炎、强直性脊柱炎等。

（5）妇科疾病：如原发性痛经和由慢性盆腔炎、子宫内膜异位症、腺肌症等引起的继发性痛经。卵巢早衰，或卵巢功能失调、不孕等。

（6）男科疾病：男性有腰酸腿软、性欲下降等肾虚表现者。

（7）儿科疾病：如过敏性鼻炎、哮喘、咳嗽、支气管炎、体虚易感冒、脾胃虚弱等。

（8）亚健康状态：如慢性疲劳综合征、免疫功能低下等。

（9）冬季特有的疾病，如冻疮，以及特别怕冷者，一到冬天就四肢冰凉。

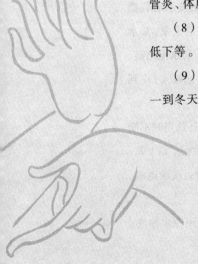

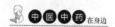

203. "冬病夏治"疗法的禁忌证有哪些?

(1)有严重心、肝、肾、脑疾病患者,恶性肿瘤患者,严重糖尿病患者,严重过敏体质者,皮肤长有疱、疖或皮肤有破损者。

(2)处于疾病发作期(如发热、正在咳喘等)的患者。

(3)孕妇。

(4)体质实易上火之人。

204. "冬病夏治"疗法的注意事项有哪些?

(1)穴位贴敷的时间主要集中在夏令三伏天,即每年的初、中、末三伏,每隔10天为"一伏",每年贴敷4次,连续贴敷3年为1个疗程。

(2)穴位外敷成人每次贴敷2~4小时,儿童每次1~2小时,如果外敷时感到局部灼痛难忍,可以随时停止外敷,揭去膏药。

(3)外敷后比较理想的状态是贴膏药处的皮肤有轻微发红,有的病人可能会出现水泡,这也属于正常现象,如水泡较小,不必做特别处理,最好让其自然吸收;若水泡已破,可外用碘伏醇溶液,保持局部皮肤干燥;如水泡较大,应到医院处理。

(4)进行穴位贴敷期间要尽量避免感冒,外敷当时不能进食冷饮,宜清淡饮食,忌吃海鲜和辛辣刺激食品,如大蒜、辣椒、葱、姜、胡椒等;少喝酒,少抽烟。不要过度吹电扇、空调温度不宜太低。

(5)在去掉膏药后可以用热水洗澡,不能用冷水冲洗。如起水泡皮肤破溃后则局部皮肤不能沾水。

### 205.何谓"针刺麻醉"?

针刺麻醉实际上是一种典型的针刺预处理,选择特定的穴位,特异性地对某一系统进行更突出的调整。通过提高痛阈,同时增强机体对麻醉药的反应,从而显著减少麻醉药的用量,消除麻醉药对生理功能,特别是免疫系统的抑制。其优点是使用安全、生理干扰少、术后恢复快、并发症少、术后伤口疼痛轻等。因而,针刺麻醉的意义正从"麻醉"的角色向调节机体异常应激反应和调节免疫抑制等方面悄然转变,更多地表现在保证整个围手术期安全及术后的长期改善。这些转变预示着针刺麻醉的发展有着广阔的前景和巨大的潜力。

### 206.韩济生院士揭秘"针刺镇痛"原理。

1984年,韩济生教授提出:"针刺镇痛的机理在于针刺激活了机体原有的痛觉调制系统,在中枢各级水平控制伤害信息的感受和传递。"并设计了与针刺镇痛有关的神经通路和神经介质图,揭示出针刺镇痛机制的基本轮廓。新近的研究结果证实并充实了针刺镇痛原理的假说,认为针刺调动了机体内源性镇痛机制,产生了从外周到中枢神经系统各级水平的针刺信息,对抗伤害性信息感受和传递的一个复杂整合调控过程。

### 207.针刺如何在现代麻醉中有所作为?

针刺或电针,只是减轻疼痛,不是使之消失。利用针刺的镇痛效果,辅助应用麻醉药品,即可达到麻醉要求,使麻醉药品的并发症减轻,恶心、呕吐等手术并发症减少,恢复加快。针刺麻醉的作用不仅仅局限于针麻镇痛,还来源于针麻对机体和脏器保护作用及针麻的免疫调节作用。

### 208."针刺麻醉"巧用电针。

针刺入穴位有得气感应后,将准备好的电针刺激仪输出电位器调至"0"位,负极接主穴,正极接配穴,将两根导线任意接在两个针柄上,然后打开电源开关,选好波形,慢慢调高至所需输出电流量。通电时间一般在5~20分钟,用于镇痛则一般在15~45分钟。如感觉弱时,可适当加大输出

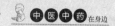
电流量，或暂时断电1～2分钟后再通电。当达到预定时间后，先将输出电位器退至"0"位，然后关闭电源开关，取下导线，最后按一般起针方法将针取出。一般情况下在感觉阈和痛阈之间的电流强度是治疗最适宜的刺激强度，但此间范围小，需仔细调节。在胸背部的穴位上使用电针时，不可将两个电极跨接在身体两侧，更不应该让电流从心脏部位穿过，身体上有金属植入物者禁用。

209.针药复合麻醉新思路——经皮穴位电刺激的临床应用。

进入21世纪，针刺麻醉（AA）发展到针刺辅助麻醉（AAA），形成了"术前诱导—术中麻醉—术后镇痛"的全新模式。而经皮穴位电刺激（TEAS）作为针药复合麻醉的主要手段之一，目前已广泛应用于临床针刺镇痛，不仅疗效肯定，安全可靠，而且与人工手捻针针刺或电针的镇痛作用相当，在应用中有很多优势。如其在围手术期有镇静、镇痛、调节机体的内环境及器官保护作用，防止术后恶心呕吐，提高机体免疫力，促进机体康复。

210.中医针灸申遗成功，促进中医走出国门。

针灸申遗成功，不仅有助于促进传统针灸的保护、传承和未来的发展，还促进了针灸向世界的传播。中医针灸"申遗"对维护祖国文化遗产的意义是肯定的。

针灸只是庞大中医药体系的一个组成部分，还有很多值得关注的内容。针灸首先申遗成功，除了整个中医药学内容太复杂，让世界了解还需要时日之外，还因为针灸属于一种物理疗法，用现代实验方法和标准验证其治疗疾病的机理相对容易。再加上中医针灸疗法本身具有疗效确切、成本低廉、安全等诸多优势，使中医针灸不仅在国内及亚洲运用甚广，在欧美等许多国家亦是备受欢迎。中医针灸在这些国家不仅取得了合法的医疗地位，还被一些国家纳入了医疗保障体系中。

相对针灸而言，由于中药方剂及成药是多味中药组成复方，药理成分较为复杂，其治病机理研究非常困难。要研究中药的机理，就离不开中医基础理论。由于中医基础理论是通过阴阳五行等古代哲学语言来表述的，由于理论基础相异，所以至今仍然未被发达国家所承认。

近几十年来，我国中医药界的众多同仁都在为中医走向世界而殚精竭虑、奋斗不止。从中医理论的系统化、标准化和现代化到中药剂量的规范化等等都做出了不小的成绩。然而，由于中医和西医属于两个完全不同的科学体系，

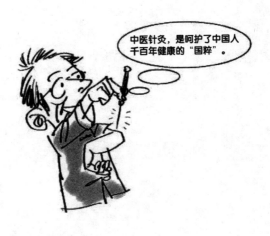

中医针灸，是呵护了中国人千百年健康的"国粹"。

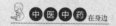
所以要让世界承认中医的使命仍任重道远。

从这个角度看，中医针灸"申遗"很重要，但传承中医药文化，与时代相结合更重要。中医药要想在国内守住自己的一席之地，并且逐渐走出国门获得世界的信赖，要依靠的绝不仅仅是"申遗"，而是要依靠中医师们自身过硬的医疗水平和高尚的医德医风，更需要中医界的有志之士自强不息地对中医基础理论做大胆创新和突破。

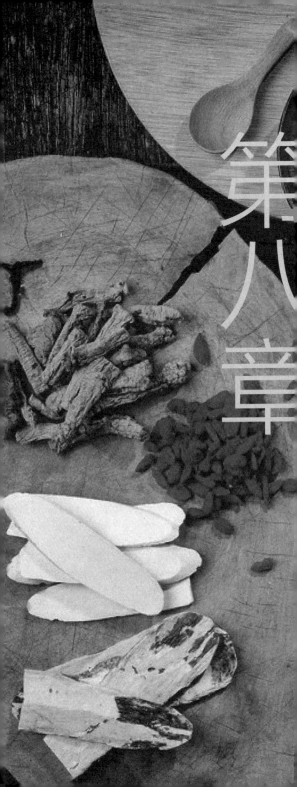

第八章

辨明原理 养生勿滥

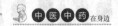
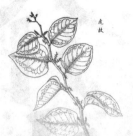

虎杖

# 第八章　辨明原理　养生勿滥

　　随着物质生活水平的日益提高，人们越来越注重养生，渴望延年益寿。也正是因为中医药学讲求"天人合一"的整体论思想，所以，中医养生也就越来越热。但是，必须明白，中医养生和中医治病同理，必须遵循辨证论治的原则，也必须明白"是药三分毒"的祖训，在专业人员的指导下进行。中医养生，无非包括四季养生、饮食养生、七情养生，有些内容已经在前面讲述过了，为避免重复，本章不再赘述。

## 211.怎样理解"圣人不治已病治未病"？

　　中医"治未病"的思想源远流长，早在《黄帝内经》中便提出"圣人不治已病治未病"的思想。"治未病"思想是中医养生保健思想的奠基，也是我国"预防为主"战略思想的早期雏形。医术高明的医生，不是去治疗已经得了的病，而是在没得病之前，就防患于未然，即预防疾病。"夫病已成而后药之，乱已成而后治之，譬犹渴而穿井，斗而铸锥，不亦晚乎。"这句话充分阐明了"治未病"的重要性。"治未病"思想包括：未病先防、已病防变。提示医生和具有良好健康意识的人们，首先要预防疾病的产生，可以通过食疗、精神调节、药物等方式来养生保健；其次，已经得的疾病，要及时治疗，阻挡病变发展的趋势，不要小病拖成大病。

### 212.如何做到"未病先防"？

未病先防，是一种养生的智慧。中医讲究"正气存内，邪不可干；邪之所凑，其气必虚"。疾病的发生无不源于正虚和邪实，因此防病必然追溯其源头，即平日里就要注重扶助正气并规避邪气。在日常生活中，应该遵循食饮有节、起居有常、不妄劳作等要旨，从饮食、起居、作息、心态等方面调摄，增强自我防护意识，合乎阴阳自然规律，调养精气，不乖张违逆，有节有度，使脏腑功能健旺，经络畅通，气血和顺，阴阳协调，正气十足，疾病就难以发生。如果不注意固护正气，就必然精神内伤，百病丛生。

### 213.如何通过生活起居养生？

人与自然息息相关，因此，人们的起卧休息只有与自然界阴阳消长的变化规律相适应，才能有益于健康。比如，平旦之时，阳气从阴始生，到日中之时则阳气最盛，黄昏时分则阳气渐虚而阴气渐长，深夜之时则阴气最为隆盛。人们应在白昼阳气隆盛之时从事日常活动，而到夜晚阳气衰微的时候，就要安卧休息，也就是古人所说的"日出而作，日落而息"，这样可以起到保持阴阳运动平衡协调的作用。

科学规律的生活作息是健康长寿的必要条件。培养规律生活习惯的最好措施是主动地安排合理的生活作息，做到每日定时睡眠、定时起床、定时用餐、定时工作学习、定时锻炼身体、定时排大便、定期洗澡等。把生活安排得井井有条，使人们生机勃勃、精神饱满地工作、学习。这样，对人体健康长寿是大有益处的。

另外，中医养生应遵循"天人相应"，顺应四时自然气候变

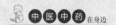中医中药在身边

化，及时增减衣物，冬季注意保暖，夏季预防中暑。饮食要根据季节特点，进行合理调整，如冬季适当吃些温补的食物，对抗外界寒冷，夏季适当吃清凉的食物，对抗外界之邪热，秋季气候干燥，可多吃滋阴润肺食物。

### 214.睡眠与养生有什么关系？

中医学理论中有许多关于睡眠养生的经典条文，其要旨不外"阴阳平衡"四字。《灵枢·口问》："卫气昼日行于阳，夜半行于阴，阴者主夜，夜者卧。"一日之中白天属阳，夜晚属阴，睡眠与卫气行走有关，卫气日间行于阳则寤（醒），夜间入于阴则寐（睡眠）。这段话不仅告诉我们睡眠产生的机理，同时也说明了为什么会在夜间入眠。人体阴阳处于相对平衡状态时，才能拥有健康。《素问·生气通天论》云："阴平阳秘，精神乃治；阴阳离决，精气乃绝。"醒着的时候阳气在活动，是阳气消耗的过程，长期剥夺睡眠时间，阳气则会过度消耗，导致人体阴阳失衡，疾病将会发生。由此可见，睡眠对于人体健康是非常重要的。

### 215.被称为"医疗体操"的"五禽戏"，你了解吗？

东汉时期，受动物活动的启发，华佗发明了"五禽戏"。五禽指的是自然界虎、鹿、熊、猿、鹤五种动物，通过模仿这些动物的动作、神韵和习性，与中医学中的经络学、导引吐纳和气功学相结合，能壮腰健肾、疏肝健脾、补益心肺、疏经通络，从而达到固本培元、强身健体、延年益寿的目的。五禽戏动作优美，当今体操亦受其启发。

五禽戏的养生作用主要与中医的脏腑学说相关联，五禽对应五脏。

虎戏主肝。经常锻炼可以起到舒筋、养肝、明目的作用，加上做虎举与虎扑的动作时身体舒展，两臂向上拔伸，身体两侧得到锻炼，这正是肝胆经循行的部位，经常练习可以使肝气舒畅，肝系疾病与不适得到缓解。

　　鹿戏主肾。鹿抵时腰部左右扭动，尾闾运转，腰为肾之腑，通过腰部的活动锻炼，可以刺激肾脏，起到壮腰强肾的作用，鹿奔时胸向内含，脊柱向后凸，形成竖弓，通过脊柱的运动使命门开合，强壮督脉。肾藏精，督脉主一身的阳气，肾脏和督脉功能得到改善可以调节生殖系统。

　　鹤戏主肺。鹤戏主要是上肢的升降开合运动，这些动作不仅可以牵拉肺经，起到疏通肺经气血的作用，还可以通过胸廓的开合调整肺的潮汐量，促进肺的吐故纳新，提升肺脏的呼吸力。

　　猿戏主心。猿提时手臂夹于胸前，收腋，手臂内侧有心经循行，通过练习猿提动作可以使心经血脉通畅。猿摘时上肢大幅度的运动可以对胸廓起到挤压作用，这些对心脏泵血功能都有好处。经常练习可以使头脑灵活，记忆力加强，心情愉悦。

　　熊戏主脾。熊运时身体以腰部为轴运转，使得中焦气血通畅，对脾胃起到挤压按摩作用。熊晃时，身体左右晃动，疏肝理气，健脾和胃。经常练习熊戏，可以使不思饮食、腹胀腹痛、腹泻便秘等症状得到缓解。


　　**216. 药王孙思邈的"养生十三法"，听说过吗？**

　　孙思邈的"养生十三法"，即：发常梳、目常运、齿常叩、漱玉津、耳常鼓、面常洗、腹常揉、腰常摆、头常摇、摄谷道、脚常搓、常散步、膝常扭。

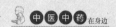
### 217.什么是"四时养生"？

著名明代大医学家张景岳曾说："春应肝而养生，夏应心而养长，长夏应脾而养化，秋应肺而养收，冬应肾而养藏。"说明人体五脏的生理活动，必须适应四时阴阳的变化，才能与外界环境保持协调平衡。

春季是生发之机，是阳长阴消的开始。人应本着"天人相应"的基本出发点，顺其自然向上向外疏发人体之阳气。首先调神生志，保持愉悦心情，戒恼怒和愤恨；其次多做有益于阳气升发的运动：打球、散步、跑步、做操、打拳等；最后应晚睡早起。

夏季是生长之机，是阳气最盛的季节。保持情志的平稳，不能过激，可在清晨或傍晚较凉爽时进行散步、慢跑、太极拳、气功、广播操等运动。起居上，宜晚睡早起以顺应自然界阳盛阴虚的规律；暑易伤气，应避开烈日炽热之时，注意加强防护。

长夏养生，重在于脾。此时暑热和潮湿交替，故重在健脾祛暑防湿；同时应注意保护人体阳气，防止因避暑而过分贪凉。

秋季是收敛之机，阳气渐退，阴气渐长。宜早睡早起收敛阳气，晨起做些比较平和的运动，如打太极拳、保健操等，以使意志安宁清净，收敛自己的神气，不要使神志外驰。

冬季是收藏之机，自然界阴盛阳衰。冬季养生应注重敛阴护阳，尽量早睡晚起，保持较长的休息时间，使意志安静，人体潜伏的阳气不受干扰。

### 218.什么是"春夏养阳，秋冬养阴"？

《素问·四气调神大论》说："夫四时阴阳者，万物之根本也，所以圣人春夏养阳，秋冬养阴，以从其根，故与万物沉浮于生长之门。"

春生夏长，秋收冬藏，为自然界变化的普遍规律。春夏之季,阳气活动旺盛,万物生机盎然,气候温热,机体腠理开泄,出汗多,阳气消耗亦多,加之乘凉饮冷,更易损伤阳气,所以春夏之季应该重视阳气的顾护。因此,人们一方面应该适当晚睡早起,增加室外活动的时间;多进食大葱、生姜、豆芽、秧苗尖等舒展阳气的食品;应多接近大自然,调整个人的心态开朗、外向,使阳气能够顺应季节和天气的变化,升发调达。

秋冬气候肃杀,燥邪当令,极易伤阴,加之秋冬季节人们喜食辛辣温热之品,易耗阴助热,故秋冬应时时注意养阴,补充阴精,使阴精积蓄,培补肾元。

### 219.为什么提倡"春捂秋冻"?

保健防病的谚语"春捂秋冻,不生杂病",劝导人们春天不要急于脱掉棉衣,适当地捂一点,秋天也不要刚见冷就穿得太多,适当地冻一点,对于身体的健康是有好处的。

春季,阳气初生而未盛,阴气始减而未衰。气候常变化大而乍暖乍寒,风邪较盛,而人体肌表为适应气候转暖而开始疏泄,风邪极易乘虚而入,侵袭人体致病。因此,必须注意保暖而防御风寒,衣服不可骤减,就像保护初生之幼芽不致受到突来的寒凉侵袭,使阳气逐渐得以强盛,这就是"春捂"的道理。

秋天,则是气候由热转寒的时候,人体肌表亦处于疏泄与致密交替之际。此时,阴气初生而未盛,阳气始减而未衰,故气温开始逐渐降低,人体阳气亦开始收敛,为冬时藏精创造条件。故不宜立刻添衣过多,以免妨碍阳气的收敛。此时,若能适当地接受一些冷空气的刺激,不但有利于肌表之致密和阳气的潜藏,而且使人体的应激能力和耐寒能力也有所增强。所以,秋天宜"冻"。可见"春捂秋冻"的道理,与"春夏养阳,秋冬养阴"是一脉相承的。

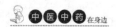
### 220.吃中药为什么有时候要看时辰？

中医认为，用药不仅要对证，还要用的得法，其中服药的时辰就很有讲究。古人将一天平分为十二时辰，分别对应现在的二十四个小时。十二时辰与人体的十二条经脉联系在一起，而这些经脉又和人体的五脏六腑相连，也就是说每个时辰都有不同的经脉"值班"，中医叫作"子午流注"。只有根据时辰规律服用药物，才能发挥其最大药效，起到事半功倍的效果。

子午流注简单地说，是以子午言时间，以流注喻气血。子午流注就是指人体的气血循环，从子时到午时或从午时到子时，阴阳各经气血的盛衰开阖都有固定的时间。气血盈时而至为盛，过时而去为衰，逢时为开，过时为阖。气血于寅时由肺经流注，卯时流注大肠经，依次为：辰时胃经、巳时脾经、午时心经、未时小肠经、申时膀胱经、酉时肾经、戌时心包经、亥时三焦经、子时胆经、丑时肝经，最后再流入肺经，首尾相接，如环无端。气血流注周而复始地流灌各脏腑。根据子午流注的理论，借着气血灌注，盛衰开阖的有利时机，因势利导，协调阴阳，调和气血。因此，服药时首先对疾病进行脏腑定位，然后区分病证之虚实，依时辰分别用药施治。如早上7~9点（辰时）是胃经"值班"，此时足阳明胃经最旺、胃气最活跃，宜服香砂养胃丸等调理肠胃的药物。9~11点（巳时）是脾经当令，脾运化功能不佳或脾胃不和的患者，此时服用健脾药最佳，如人参健脾丸等。

### 221."喜、怒、忧、思、悲、恐、惊"七情也能用来养生吗？

中医学里，人的情志包括喜、怒、忧、思、悲、恐、惊七种情绪，统称为"七情"。在正常情况下，这是人的七种不同的情感反应，不仅不会引起疾病，还可以调养精神。

七情是脏腑的功能之一，《素问·阴阳应象大论篇》云："人有五脏化五气，以生喜怒悲忧恐。"心"在志为喜"，人们在日常生活中应当正确地调节喜悦之情，要做到涵养精神，安神益智，保持心情愉快；肝"在志为怒"，一个人平时要注意神志和情志的修养，以积极的态度面对自己，适应自己的生活环境，善于追求生活的乐趣，就会心胸豁达，性格开朗，从而能避免怒气；脾"在志为思"，消除忧思的理想办法，即是要明白"知足常乐"的真实含义，一切从自身的实际情况出发，随遇而安，自然可扫除心中一切顽固沉重的忧思焦虑，真正做到身心健康；肺"在志为忧"，遇到不顺心的事，可以找人倾诉或者痛哭一场以宣泄不良的情绪，尽量避免愁闷悲伤的情绪影响身体；肾"在志为恐"，消除惊恐的方法，最好是采取恬淡虚静。静以修身，俭以养德。修身养性，是消除情志对人体影响的最好办法。

　　总之，人生在世，喜怒哀乐等情志变化充满在生活之中。培养乐观的人生态度，提高心理上的抗逆能力。淡泊宁静，知足常乐，把人生忧喜、荣辱、劳苦、得失视为过眼烟云。万事只求安心，保持精神内守，人则长寿。

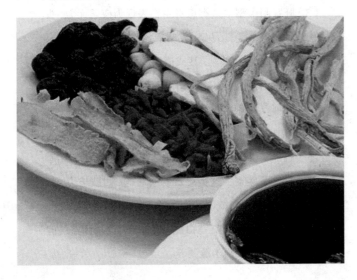

中医中药在身边

222.容易疲劳的人怎么调养？

疲劳已经是现代社会的一种常见现象，是我们身体发出的预警信号，是人类健康的隐形杀手。中医认为，疲劳主要由于情志因素导致肝气郁滞，或饮食不节损伤脾胃或房劳伤肾，或思虑过度伤心脾，出现肝、脾、肾、心四脏功能失调。

（1）肝郁脾虚型。这类患者主要表现为情绪紧张，易出现疲乏无力，纳呆腹胀，舌淡，苔薄白，脉弦。治当疏肝解郁，健脾养血。可选用逍遥丸调理。

（2）心脾两虚型。这类患者主要表现为疲乏无力，多梦易醒，心悸健忘，头晕目眩，肢倦神疲，饮食无味，面色少华，舌质淡，苔薄，脉细弱。治法为补益心脾，养血安神。可选用归脾丸调理。

（3）肝肾阴虚型。这类患者主要表现为疲乏无力，头晕目眩，耳鸣健忘，急躁易怒，或精神紧张，失眠多梦，五心烦热，咽干颧红，腰膝酸软，甚或遗精，舌红苔少，脉细数。治当滋补肝肾，育阴潜阳。可选用杞菊地黄丸调理。

（4）肝郁气滞型。这类患者神情抑郁，嗳气叹息，月经不调，乳房、胸胁、少腹胀痛，舌苔薄白，脉弦。治法为疏肝理气解郁。可选用柴胡疏肝散调理。

（5）脾虚湿盛型。这类患者脘腹胀满，四肢乏力，面色萎黄，口中黏腻，食欲不振，泛恶欲呕，腹痛腹泻，大便稀黏，头身困重，舌淡胖，苔白腻，脉濡缓。治法为益气健脾祛湿。可选用参苓白术散调养。

### 223.容易生气的人怎么调养？

生活中我们经常说某人的脾气差，动不动就发怒，就不能控制一下吗？殊不知这是身体出了问题，自己也控制不了，从中医来说这是肝火上炎、肝阴不足，肝脏系统失去平衡所致。平时生活调养注意少食辛辣之物，适量吃些酸味的食品，因为肝在五味中主酸，酸性食物可以帮助疏理肝气。平常多吃青色蔬菜，对肝脏亦有好处。

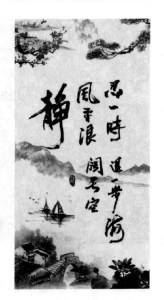

### 224.容易过敏的人怎么调养？

中医体质学认为，过敏体质者常处于易致敏状态，若用寻找过敏原、抑制过敏反应的思路治疗过敏性疾病就会陷于被动，因为过敏原有成百上千种，防不胜防，单纯抑制过敏反应仅能短暂控制症状。而由于人的体质具有可调性，对于具有过敏体质而未发病的人群，积极改善其特殊体质，可实现病因预防，阻止相关疾病的发生。

（1）饮食调养：过敏体质者要做好日常预防和保养工作，避免食用各种致敏食物，减少发作机会。一般而言，饮食宜清淡，忌生冷、辛辣、肥甘油腻及各种"发物"，如酒、鱼、虾、蟹、辣椒、肥肉、浓茶、咖啡等，以免引动伏痰宿疾。

（2）起居调护：过敏体质者应根据个体情况调护起居。由于过敏体质者容易出现水土不服，在陌生的环境中要注意日常保

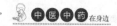

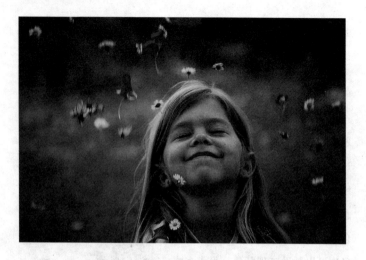

健，减少户外活动，避免接触各种致敏的动植物，适当服用预防性药物，减少发病机会。在季节更替之时，要及时增减衣被，增强机体对环境的适应能力。

（3）运动锻炼：根据过敏体质的不同特征选择有针对性地运动锻炼项目，逐渐改善体质。但过敏体质要避免春天或季节交替时长时间在野外锻炼，防止过敏性疾病的发作。

（4）精神调摄：过敏体质者心理特征因禀质特异情况而不同，但多数过敏体质者因对外界环境适应能力差，会表现出不同程度的内向、敏感、多疑、焦虑、抑郁等心理反应，可酌情采取相应的心理保健措施。

### 225.容易失眠的人怎么调养？

中医学将失眠称之为"不寐"，为人体阴阳失调、阳不入阴所致，中医治疗失眠是以"整体观念、辨证论治"为指导思想，采用不同的治疗法则，使人体阴阳气血、脏腑功能恢复协调平衡，从而恢复正常睡眠，中医治疗重在"调"。失眠分为实证、虚证两大类。

（1）肝郁化火型：症见心烦易怒、口干口苦、小便黄、舌红苔黄。

（2）心火亢盛型：症见心烦、失眠，兼见口舌生疮，小便黄，舌红苔黄。

（3）痰火扰心：症见惊悸、失眠、烦躁，舌红苔黄腻，脉弦滑。

（4）心脾两虚型：症见面色萎黄、失眠多梦、心悸健忘、头晕目眩、肢倦神疲、食少、舌淡苔白。

（5）阴虚火旺型：症见失眠心烦、心悸、头晕耳鸣、口干、盗汗、五心烦热、腰膝酸软、舌红少津。

改善睡眠可从以下几个方面进行调养：

（1）规律作息时间，建立条件反射。根据体质以及所处环境的不同，每个人的生物钟是不同的，摸索适合自己的睡眠周期，按时作息，养成良好的睡眠习惯。

（2）放松心情，不要追求睡眠时间。很多人都错误地认为，睡的时间越长，就代表睡眠质量越好，其实良好的睡眠质量不是以时间来衡量的。时间少不代表质量低，只要第二天能够有良好的精神面貌，就完全不必担心前一天是否睡得太少。

（3）选择正确的床铺，营造适宜的睡眠环境。失眠者最好的选择是硬板床，床垫适当铺得柔软一些，并保证睡眠环境安静。

（4）适当锻炼有助于睡眠，但应注意睡前一小时不宜再做剧烈体育运动，或者脑力工作。

（5）"胃不和则卧不安"，因此晚饭不宜过饱，应清淡，便于消化吸收。

（6）多食用改善睡眠的食物或中药调理：如牛奶、桂圆、核桃、莲子、五味子、大枣、酸枣仁等。

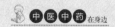中医中药在身边

## 226.怕冷的人怎么调养？

怕冷即中医"畏寒"，主要原因是机体阳气虚，不能温煦全身所致。常见四肢不温，小腹冷痛，喜热饮，腰膝酸冷，阳痿早泄，乏力，小便不利，舌淡苔白，脉沉细等。肾为一身阳气之根本，脾为阳气生化之源，因此，温补脾肾是中医调理的根本原则。

平时调理要点主要有：

（1）房室宜温暖、朝阳，室温可适度偏高，肢体局部可适当热熨、保暖，平时注意防寒保暖。

（2）饮食宜温热，冬天多食用羊肉、狗肉、葱、姜、韭菜等热性食物。忌食生冷瓜果、凉性食物、油腻之品。

（3）汤药宜温热服。寒证多用辛温燥热之品，如干姜、肉桂、丁香等温热性药物，但应中病即止，以免过用辛热之品伤阴。

## 227.喜欢吃冷饮怕热的人怎么调养？

喜欢吃冷饮说明其人内热，内热炽盛，则必然怕热，这种人多属于胃火亢盛或胃阴虚火旺。通过饮食调养可以改善症状。首先，要戒除一切热性食物，包括羊肉、鹿肉、鸡肉、鸽子肉等。其次，要少吃大蒜、辣椒、花椒等温热性质调料。另外，平时应该多吃凉性水果蔬菜，如梨、西瓜、葡萄、橙子、柚子等，蔬菜多食菠菜、芹菜、茼蒿、西红柿、茄子等。多喝龙井、春尖、铁观音、菊花茶可以清热泻火。最后，介绍孙思邈养生十三法中的一招，以补充津液、清泻内火，每天早上以舌抵上腭，等待口腔中唾液满时缓缓咽下，反复十余次。

228.中医讲"饮食有节，起居有常"是什么意思？

饮食有节有以下几个意思：

（1）饮食要有时间节律，早餐在早上7点左右吃最好，人体经过一夜的休息，这时候是补充水分和能量最好的时间，吃完早餐就可以投入到一天最忙碌的早晨工作中去，保证体力。早餐一般吃肉、蛋、奶、面包或馒头。午餐一般在12点左右吃最好，经过一早晨的忙碌，早餐补充的能量已经基本消耗殆尽，这时候吃午餐可以及时补充机体的能量需求。午餐以肉、蔬菜、水果、米饭或者馒头为主。晚餐一般在下午6点左右吃最好，既可以补充下午消耗的能量，又可以保证吃完后有充足的时间散步、休息，避免积食。晚餐以蔬菜、水果、少量的瘦肉和米面为主。

（2）饮食要有节制：饮食一定要有节制，不能摄入太多食物，或者不能过多地摄入某一种或某种口味的食物，摄入食物太多，时间久了会导致脾胃的消化功能受损。长期摄入单一食物也会导致营养不良，偏食某种口味的食物会导致营养摄入不均衡。也不能进食过少，长期摄入能量不足，会延缓发育，抑制免疫力，使人容易得病。

起居有常，是指人的起居时间要有规律，根据四季不同，睡眠和起床的时间要做调整。春季一般晚上10点休息，早上6点起床。夏季晚上9点休息，早上5点起床。秋季晚上9点休息，早上7点起床。冬季晚上主张早睡晚起。符合自然界春生夏长、秋收冬藏的规律。

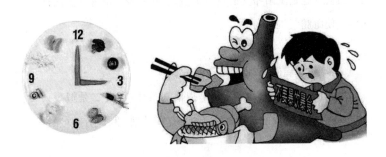

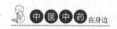

| 时间 | 进行状态 |
|---|---|
| 21:00~23:00 | 免疫系统（淋巴）排毒，此段时间应安静或听音乐 |
| 23:00~1:00 | 肝的排毒，需在熟睡中进行 |
| 00:00~4:00 | 脊椎造血时段，必须熟睡，不宜熬夜 |
| 1:00~3:00 | 胆的排毒，需在熟睡中进行 |
| 3:00~5:00 | 肺的排毒，这也就是为什么人会在这段时间咳嗽的最厉害，若有咳嗽，此时不宜喝止咳水，免得抑制废积物的排出 |
| 5:00~7:00 | 大肠的排毒，此时就该上厕所排便 |
| 7:00~9:00 | 小肠大量吸收营养的时段，应该吃早餐 |

### 229.为什么要讲究睡眠时间点？

睡眠是人体自我修复的重要方式，睡眠时间的选择尤为重要，要根据人体内在的规律选择睡眠时间点。中医认为，日落西山后人体自身的阳气也会收敛进入人体内部，此时要注意休息，不能再剧烈活动或者情绪激动，否则会扰动阳气的内敛，"阳入于阴则寐"，阳气不能内敛与阴相和则人难以入睡或者睡眠不佳。中医认为，子时（晚上11点~凌晨1点）是阴阳相交的重要时刻，人也应该在这一阶段进入睡眠，从而使人体脏腑阴阳能够顺时相交，从而达到修复脏腑的目的。同样，午时（早上11点~下午1点）也是阴阳相交的重要节点，此时午休，也有助于恢复精力，使脏腑气机通畅。

### 230.饮食有偏嗜，到底是不是病？

饮食偏嗜有两层含义，一是指偏嗜某种口味，二是偏嗜某种食物。某一阶段的饮食偏嗜不是病，如孕期，但长期如此，肯定要予以纠正。中医认为，偏嗜某种口味会对其他脏腑产生不利影响。如偏嗜酸味，会使肝气淫溢而亢盛，从而导致脾气的衰竭；过食咸味，会使骨骼损伤，肌肉短缩；过食甜味，会使胸中憋气满闷，气逆作喘，颜面发黑；过食苦味，会使脾胃消化功能受损；过食辛辣味，会使筋脉败坏，发生关节约束无力的情况。偏嗜肉类的人容易使血尿酸、血脂升高，诱发痛风或高脂血症；偏嗜素食的人，脂溶性维生素摄入不足，会导致机体免疫力下降，容易生病；嗜酒之人，湿热内盛，面色苍黄，油头垢面，头蒙头痛，时间长久损伤肝脏。中医讲，五味入口以养五脏，饮食有节，脏腑不伤。

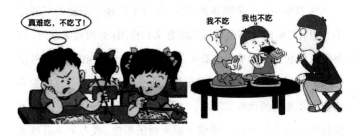

### 231.五音真能治疗疾病吗？

中医认为，五音可以入五脏，调和通畅脏腑气机，使人体脏腑功能协调，疾病无从发生。中医以角、徵、宫、商、羽五音配属肝、心、脾、肺、肾五脏。具体应用时应该针对病症发生的脏腑、经络结合阴阳五行之间的相生相克关系，选择相应的音乐对病人进行治疗。一般用来治疗由于社会心理因素所致的身心疾病。根据五音对应五脏的属性，对于肝气郁结、怒伤肝等肝胆疾病应该选择角调式曲目，如《草木青青》《绿叶迎风》；心气不足用徵调式曲目，如《喜相逢》《百鸟朝凤》；思伤脾致脾气虚、脾胃不和者可选宫调式曲目，如《秋湖月夜》《鸟投林》；忧伤肺

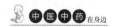
中医中药在身边

所致肺气虚,可选商调式音乐,如《阳关三叠》《黄河大合唱》;肾气虚、肾不纳气所致的咳喘,可选择羽调动式曲目,如《昭君怨》《塞上曲》。另外,在用五音治疗情志时,可依据五志相胜的原理,选择相应的曲目。如以悲切的商调式音乐来治疗因怒极而致的神经亢奋、狂躁的病态;用恐惧的羽调式音乐来治疗因过度喜悦而致的心气涣散、神不守舍的疾病;用鲜明、舒畅的角调式音乐来治疗思虑过度而致的神情低落、沉闷的疾病;用热烈、明快、欢乐的徵调式音乐来治疗因为悲哀过度导致的精神萎靡不振、时时哀叹哭泣的疾病;用敦厚、庄重的宫调式音乐来安定极度恐惧引起的情绪不稳定,治疗其神志错乱的疾病。

注意事项:①排除各种干扰,使身心沉浸在乐曲的意境之中;②某些乐曲兼具两种以上的意义和作用,必须灵活选用,以避免有悖病情的内容;③必须控制音量,一般在40~60分贝即可,用于安神的可更低些;④选择乐曲或者表演方式应该根据病人病情及患者的民族、区域、文化、兴趣、爱好、性格特点,不应该强迫病人反复听一首曲子或厌烦的乐曲,或参加不喜欢的表演及交流活动,否则会适得其反。

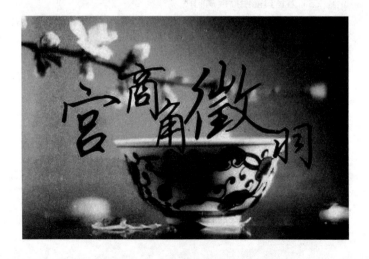

辉煌灿烂

陇原医药

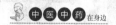

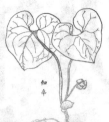

# 第九章　陇原医药　辉煌灿烂

陇原大地，河岳之源，羲轩桑梓，具有悠久的历史，孕育着灿烂的文化。甘肃不仅是中华文化的发祥地，更是中医药学的摇篮。从远古时代起，人文伏羲，医理肇始，始"味百草而制九针"；岐黄问答，千载流芳，《黄帝内经》已是中医药的不二宝典；皇甫宏著，承先启后，如今更有被誉为"西北针王"的郑氏针法；武威医简，辨证先声，展示着不晚于张仲景时代的陇原医疗水平；敦煌医学，宝藏奇葩，是世界了解中医药的窗口，更是"一带一路"上的璀璨明珠。作为陇原大地的子孙后代，地方医药的特色优势，也是应该了解的内容。

### 232.陇原是"中华医学之祖"岐伯的故乡吗？

陇原是"中华医学之祖"岐伯的故乡，这已是千真万确的定论。具体来说，岐伯的出生地在甘肃庆阳的庆城县。岐伯是中国古代伟大的医学家，太史公司马迁所著《史记》中记载说："岐伯，黄帝太医。"所以，《黄帝内经》就是黄帝向岐伯询问医学问题的对答记录，被誉为"岐黄问答，千载流芳"。《黄帝内经》是现存最早、最系统的医学典籍，而岐伯就当之无愧地成为"中华医学之祖"。现如今，人只知道《黄帝内经》是中医学的无上宝典，殊不知，在古代，《黄帝内经》还是文人雅士们必读的哲学典籍。

### 233.皇甫谧为什么被称作"针灸鼻祖"？

皇甫谧，幼名静，字士安，自号玄晏先生，西晋安定朝那人（今甘肃灵台县）。三国西晋时期学者、医学家、史学家，东汉名将皇甫嵩曾孙。他一生以著述为业，后得风痹疾，犹手不释卷。晋武帝时累征不就，自表借书，武帝赐书一车。其著作《针灸甲乙经》是中国第一部针灸学的专著。除此之外，他还编撰了《历代帝王世纪》《高士传》《逸士传》《列女传》《元晏先生集》等书。他在医学史和文学史上都负有盛名，曾为《三都赋》赋序，便有了"洛阳纸贵"之佳话。在针灸学史上，皇甫谧占有很高的学术地位，被誉为"针灸鼻祖"。

### 234.皇甫谧一生的医学成就有哪些？

皇甫谧先生一生的医学成就包括针灸学、论寒食散方以及养生学思想。其医学著作，现流传下来的主要有《针灸甲乙经》和保存在隋·巢元方《诸病源候论》中的《寒食散方》。

《针灸甲乙经》因其取材于《素问》《灵枢》《明堂孔穴针灸治要》三书，故又名《黄帝三部针灸甲乙经》。其在总结、吸收许多古典医学著作精华的基础上，对针灸穴位进行了科学的归类整理，在医学领域矗起丰碑。该书共收录穴名349个，比《黄帝内经》多出了189个。明确了穴位的归经和部位，统一了穴位名称，区分了正名与别名。全书内容涉及内、外、妇、儿各科，包括生理、病理、诊断、治疗以及针灸操作、禁忌、注意事项等，是一部价值很高的医学著作，隋唐时被列为太医院教材，对后世针灸学产生了重要的影响。唐代医学家孙思邈的《千金要方》及《千金翼方》、王焘的《外台秘要》、宋代医学家王执中的《针灸资生经》、明代医学家高武的《针灸聚英》、杨继洲的《针灸大

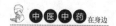

成》等著作都大量引用了《针灸甲乙经》的内容。7世纪后,《针灸甲乙经》传入朝鲜、日本,也成了两国医学院的教材,被列为从医者的必读书。明清以后,《针灸甲乙经》又传入欧洲和美洲,成为世界针灸医典。

### 235.甘肃针灸的辉煌历史。

陇原大地有"味百草、制九针"的伏羲,有医祖岐伯,有敦煌遗书《灸经图》,有"针灸鼻祖"皇甫谧所著的《黄帝三部针灸甲乙经》,就足以说明甘肃古代针灸灿烂辉煌的历史。新中国成立后,甘肃的针灸学术发展也令世人瞩目。在国内针灸手法派的代表、素有"西北针王"之称的郑魁山教授、陇原"神针"张涛清先生,以及杨廉德、龙文君、张侬、何天有、方晓丽、魏清琳等教授们的共同努力下,使甘肃的针灸事业得到前所未有的普及和发展。

### 236.敦煌壁画里有哪些医学知识?

在敦煌莫高窟,至今仍保存492个有彩塑、壁画的洞窟。45000多平方米的壁画和3000多尊塑像,是世界上最伟大的文化艺术宝库之一。丰富多彩的敦煌壁画虽然以佛经故事为主要内容,但同时也包含当时社会医疗卫生内容。敦煌涉医壁画是敦煌中医药学的重要组成部分。赵健雄教授等将敦煌壁画中的医学内容分为练功与运动、卫生保健、诊疗疾病三个方面。

#### 练功与运动

敦煌壁画中有不少练功与运动的生动而形象的画面。西魏第285窟画有14幅菩萨禅定和外道的图像。左侧7幅菩萨坐禅修身图像,类似"内功""静功";右侧7幅外道图像,模仿某些动物的特征性动作姿态,颇类似五禽戏的功法,略近"动功""外

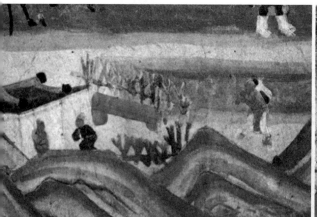
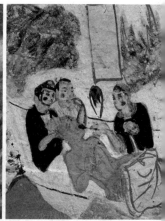

功"等。北凉第272窟的练功图，画面中有40人，是颇具规模的导引连续性动作图像。此外还有狩猎图等。

**卫生保健**

北周第290号人字披顶东披的清扫图，画着两个人在清扫院落，院内满栽花木，环境幽静清新。北周第296室室顶南披画了一座屠房，屠夫把将要杀死的家畜认真清洗。五代第61窟北壁的挤奶煮奶图，画着煮锅和沸腾的热气，图旁题记中"二女煮乳"，使我们看到当时社会饮用新鲜牛奶前必须经过煮沸消毒的情景等。

**诊疗活动**

北周第296窟窟顶北披东段福田经变画中，画着一个医生正为病人静心切脉，患者半卧，两人扶侍，还有一个婢女跪在地上侍奉，形象地描摹了古代诊脉的场景。盛唐第217窟的《得医图》，画一患儿得了急病，母亲焦急万分，侍女请进一快步赶来的老医生，医童抱着医疗用具紧跟其后。宋第55窟北壁九横死画中有"八者横为毒药起死时"的题记和画面，说明当时已有了中毒的解毒知识。

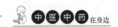

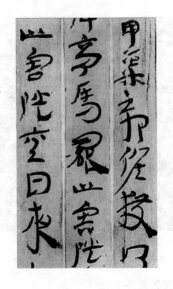
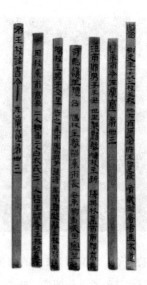

237.武威汉代医简有哪些内容？

1972年11月，甘肃省武威发市现了一处距今1900余年的汉墓中，有一古老而完整的医药方书，被称为"武威汉代医简"。据考证，其成书年代为东汉早期，处在《黄帝内经》与《伤寒杂病论》之特殊历史时期，有着非常重要的历史价值和医学价值。

武威汉代医简中记录了针灸、内科、外科、妇科、五官科等多方面的内容，医方30余个。记载了各科的病名、症状、药物、剂量、制药方法、服药时辰和药量、针灸穴位、经络、针刺禁忌、药物禁忌、生活禁忌，以及药方主治范围等，是我国现存最早、内容最多的医学原始著作。

武威汉代医简中很多论述与《伤寒论》《金匮要略》颇为相似，但从辨证论治的水平上分析，医简似尚处在初期阶段。尽管如此，医药简牍所载医方30余个，几乎全是复方，每个方剂少则1~2味、多则15~16味，说明复方已成为当时临床治疗上的普遍方法。

武威汉代医简记载了100余种药物，其中69种见于《神农本草经》，11种见于《名医别录》，另外20种不见于这两本药书，其中的一部分如白蜜、鸡子中黄、酥等均为其后的本草书中所收载。有很高的药物学价值。

医简中记录的给药法，可分酒饮、米汁饮、酢浆饮等内服法和敷目、塞鼻、塞耳、灌鼻、指摩、涂之等外用法两大类；剂型方面，有散剂、膏剂、丸剂、栓剂、汤剂等。医简中还指出不同的给药时间对药效产生某种影响。

武威汉代医简"原汁原味"地记载了汉代医学的发展状态，具有极其珍贵的文献学价值。甘肃省研究武威汉代医简的专家，是甘肃省名中医、甘肃省中医院主任医师张延昌先生。

238."郑氏针法"流派简介。

郑氏针法，源出《黄帝内经》《难经》，脱胎自元、明，传承于家学。郑氏针法主要创始人和奠基者郑毓琳先生，是我国现代卓越针灸家之一。郑毓琳14岁随父郑老勋及舅父曹顺德习针灸，18岁再拜博野县名医霍老顺为师，秉承家学，勇于创新，集众家之长而针技日臻，成功地将内功与中国传统针法相融合，创立了独具特色的郑氏针法，用于治疗眼疾重症等疗效卓著，誉隆四海，为弘扬中医针灸学做出了贡献。

郑毓琳先生的长子郑魁山先生继承父业，在其学术思想和特色针法的基础上，深入研究，不断提高，历经三世传承，形成了独特的"郑氏针法"诊疗体系，并因其疗效卓著而引起国内外同行的关注。"文革"期间郑魁山先生下放甘肃成县，但依然执着针灸并为百姓治病，因其针法精妙，治病屡收奇效，被誉为"西北针王"。1982年筹建甘肃中医学院（现甘肃中医药大学）

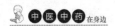

针灸系并担任系主任，开郑氏针法不外传之禁锢，广收生徒，越洋讲学。在甘肃中医学院20余年的医、教、研过程中，培养了一批传承弟子、研究生和千余名国内外针灸实习医生，使郑氏针法在甘肃乃至国内外得到了弘扬和传承。

### 239.甘肃省的国医大师是谁？

周信有（1921—2018），山东烟台人。甘肃中医药大学终身教授，中医学家、中医教育家。20世纪40年代即悬壶于辽宁安东（今丹东市），1970年支援大西北医疗事业调到甘肃从事医、教，1978年甘肃中医学院（今甘肃中医药大学）成立，调任该院内经教研室主任、教务处处长等职。据不完全统计，76年来周信有教授亲自诊治的患者达到54.8万人次。他长期从事《黄帝内经》教学及中医临床工作，对《黄帝内经》理论研究颇深，临证经验丰富，擅治肝胆病、脾胃病和老年病。科研方面，成功研制中药三类新药"舒肝消积丸"（注册文号国Z20010040），对治疗病毒性乙型肝炎、肝硬化疗效显著。

2004年被评为首届甘肃省名中医，2017年被评为第三届国医大师。

### 240.甘肃省获得"全国名中医"称号的专家是谁？

甘肃省2017年被评为"全国名中医"的专家有三位，分别是刘宝厚教授、王自立教授、张士卿教授。

刘宝厚教授，1931年生，甘肃兰州人。兰州大学第二医院教授、主任医师，甘肃中医药大学终身教授，师承陇上名宿柯与参。倡导"中西医双重诊断，中西药有机结合"的临床医学模式，创"病位病性辨证"新法，在肾病的诊治中提出"标本兼治，祛邪安正；瘀血不去，肾气难复；湿热不除，蛋白难消"的学术思想，在国内产生较大影响。

王自立教授，1936年生，甘肃金川人。甘肃省中医院主任医师，甘肃中医药大学终身教授，师承伤寒大家张汉祥。在多年的临床工作中，形成了"运脾""柔肝"及"温阳"等独特的学术思想，丰富了临床经验。擅长中医脾胃病、肝胆病、热病血证、男科病、妇科病的诊治，尤其对消化系统疑难病有较深厚的造诣。

张士卿教授，1945年生，河北邯郸人。甘肃中医药大学终身教授，师承著名中医儿科学家王伯岳。有丰富的临床经验和较深的学术造诣。擅长治疗小儿精神神经疾病、呼吸系统和消化系统疾病及老年病，尤其是发明了"小儿开胃增食合剂"，治疗小儿厌食症疗效显著，赢得了患儿家长的广泛赞誉。

### 241."郑氏针法"的核心技法是什么？

"郑氏针法"将内功与中国古典针刺基本手法相结合，形成独特的郑氏针刺八法，即"二龙戏珠""喜鹊登梅""老驴拉磨""金钩钓鱼""白蛇吐信""怪蟒翻身""金鸡啄米"和"鼠爪刺法"。如"二龙戏珠"是从善用针者使"气至病所"发展而来的，用于治疗眼疾重症等疾病疗效卓著。郑毓琳先生誉隆四海，为弘扬中医针灸做出了巨大贡献，同时这些学术思想为郑氏针法流派的形成奠定了坚实的基础。

### 242."郑氏针法"的特色及成就有哪些？

郑氏针法学术流派的特色，是以传统针刺手法的应用与创新为核心，形成的针灸临床诊疗"理、法、方、穴、术"完整的学术体系。

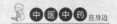

### 保持传统，精研创新针法

以"热补""凉泻""温通"针法为代表的郑氏手法，师宗岐黄，立足传统；把握针髓，形意兼备，其精要在于揣穴、行针候气、守气等针法操作的细节与技巧，具有简便、易学、实用、效速等优点。它折视出郑氏针法的精髓和学术价值，奠定了郑氏针法独特学术思想体系的深厚基石。

### 针灸治病八法体系

创立了针灸的汗、吐、下、和、温、清、消、补的"针刺治病八法"及相关针刺手法如二龙戏珠、喜鹊登梅、老驴拉磨、金钩钓鱼、白蛇吐信、怪蟒翻身、金鸡啄米、鼠爪刺等，从而确立了针灸治病的辨证思维及临证施治手法，使辨证、选穴、手法有机结合，为后学者的学习和实践提供了理论依据。

### 倡导择时选穴

在继承古代"子午流注""灵龟八法"理论精髓的基础上，首创的袖珍"子午流注与灵龟八法临床应用盘"携带方便，使用简单，不用推算，即可找到60年"花甲子"和当日当时的开穴，以及十个"闭穴时辰"的开穴，称为"郑氏补穴法"。兼具"纳子法""纳甲法""灵龟八法"三种优选取穴治疗的用途，为针灸的医、教、研提供了简便准确的工具。

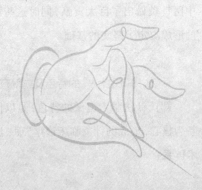

### 243."郑氏针法"针刺基本功练习方法。

作为一名针灸医生,娴熟的针法是决定治疗有无成效的关键,而娴熟的针法又离不开扎实的基本功。郑魁山教授认为毫针操作必须首先练针,用左手摸穴以判别肌肉厚薄、穴位深浅,配合右手进针时还需要压按协调的持久力量,两手密切配合是掌握针刺手法的关键,须常练的方法包括关节练习法、左右手练习法。肩、肘、腕三个关节是上肢活动的枢纽,气是人的动力,经常锻炼,能强筋壮骨使肢体活动自如。练习时应采用立式,双膝略向前屈,两足分开与肩等宽。两臂自然下垂,同时口眼微合,意守丹田,然后由鼻缓慢地吸气,再挺胸放肩,引气由下返胸,缓慢地由嘴呼出,一呼一吸,息息相随,反复地呼吸3～5分钟。调匀呼吸后,即开始肩、肘、腕关节的练习。肩关节练习时首先内气平贯两臂,然后上肢屈肘平肩,做由前往后或由后往前的旋转运动。两上肢交替或同时练习均可。随肩关节练习之后,上肢与肩平,连续伸屈或上下转动肘关节。随肘关节练习之后,垂臂屈肘,将两手半握拳,进行腕关节屈伸及旋转活动。左右手练习法,其中左手练习用左手五指排开按在桌上或书本上进行向前后左右反复推压,以锻炼指力和腕力,以拇指或食指指腹在书本上向前后左右推揉压按,以锻炼指力。右手拇食二指或拇食中三指持针柄,在空中向上下、左右、前后等方向横刺、斜刺、直刺反复进退,练习持针向几个方向的进针,以达到手腕翻转灵活、进针迅速的目的。

### 244."郑氏针法"的"烧山火""透天凉"是什么意思?

郑氏针法中,"烧山火""透天凉"手法,是其手法的代表,享誉国际。

《黄帝内经》云:"寒者热之,热者寒之。"是指对寒性病需要温热的方法治疗，对热病需要寒凉的方法调理。在针灸治疗中亦是如此，用金针使患者产生热感或者凉感，从而起到治疗其寒热病的效果，这对施针者的要求非常高，自古以来能达到者少之又少。

《金针赋》云："烧山火，治顽麻冷痹。先浅后深，用九阳而三进三退，慢提紧按，热至紧闭插针，除寒之有准"；"透天凉，治肌热骨蒸。先深后浅，用六阴而三出三入，紧提慢按，徐徐举针，退热之可凭。"明朝杨继洲所著的《针灸大成》记载："烧山火，能除寒，三进一退热涌涌，鼻吸气一口，呵五口"；"透天凉，能除热，三退一进冷冰冰，口吸气一口，鼻出五口。"而关于"烧山火""透天凉"的功效，有歌诀云："四肢似水最难禁，憎寒不住便来临，医师运起烧山火，患人时下得安宁。""一身浑似火来烧，不住之时热上潮，若能加入清凉法，须臾热毒自然消。"

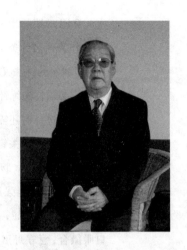

郑魁山先生善于总结传统针刺手法理论，融会贯通，把传统的"烧山火""透天凉"手法加以改进，删繁就简，创立出独特的"热补""凉泻"两种操作手法。这两种操作手法，简便明了，易于掌握和运用，且同样能产生"烧山火""透天凉"针法的效果。方法如下：

热补法（"烧山火"法）：医生左手食指或拇指紧按针穴，右手将针刺入穴内，候其气至，左手加重压力，右手拇指向前连续捻按3~5次，候针下沉紧，针尖拉着有感应的部位，连续紧按慢提3~5次，拇指再向前连续捻按3~5次，针尖顶着产生感觉的部位守气，使针下继续沉紧，产生热感。根据病情留针后，缓慢将针拔出，速闭针孔。

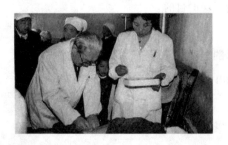

凉泻法（"透天凉"法）：医生左手食指或拇指紧按针穴，右手持针刺入穴内，候其气至，左手减轻压力，右手拇指向后连续捻提3~5次，候针下沉紧，提退一分许，针尖向有感应的部位，连续紧提慢按3~5次；拇指向后再连续捻提3~5次，针尖拉着产生感觉的部位守气，使针下松滑，产生凉感。根据病情留针后，急速将针拔出，不扪针孔。

### 245.养生学家李少波。

李少波，河北省安平县人，1910年2月出生，2011年9月无疾而终，享年102岁。以创立"真气运行法"而誉满世界，是名副其实的著名养生学家。2004年，甘肃省人民政府授予"甘肃省名中医"称号。1990—2005年期间，先后多次赴新加坡、印尼、马来西亚等国传授真气运行学术，培训骨干。2005年，被马来西亚真气运行学会聘为永久性学术顾问。2009年，中华中医学会授予"中华中医学会终身成就奖"，同时被聘为该学会的终身理事。

### 246.李少波先生与真气运行法。

李少波先生在幼年体弱多病，师从祖父学习"吐纳导引、行气摄生"之术，研读《黄帝内经》《道德经》《易经》《勿药元诠》等经典，钻研中医理论和各家养生要旨。经数十年的躬亲实践，深悉医经即道、道经亦医，皆以健身延年为宗旨。20世纪30年代以来，在陕西、甘肃等地访师寻道，深得真传。后在兰州、西宁、北京等地行医，以医道之理医人济世，医德医术颇得群众好评。在长期的行医过程中，通过自身实践、临床观察、科学研究，创立了具有显著预防保健养生作用的"真气运行"实践方法，以其独特的效果而蜚声海内外。并于20世纪60年代在甘肃

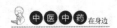中医中药在身边

省中医院设立真气运行治疗室,继续研究真气运行,并广泛运用于临床,效果明显,引起甘肃省委省政府主要领导和兰州军区首长的关注,对真气运行法予以充分肯定。1962年4月署名文章《谈谈意守丹田及三步功法》由《甘肃日报》发表,在社会上引起了强烈反响。

247.真气运行静功五步操作方法有哪些?

第一步,呼气注意心窝部;第二步,意息相随丹田趋;第三步,调息凝神守丹田;第四步,通督勿忘复勿助;第五步,元神蓄力育生机。

在实践中,由于每个人的体质不同,具体条件又不一样,所以效果与表现也是因人而大同小异。鉴此,锻炼时既要顺乎自然,灵活运用,不能刻意拘执;又要本着一定的要求,耐心求进,持之以恒,不可自由放任,实为成功之要诀。

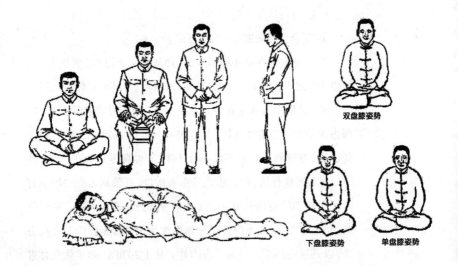

双盘膝姿势

下盘膝姿势　　单盘膝姿势

### 248.真气运行动功实践有哪几式？

动功实践包括五禽导引、鹤飞唳天、漫步周天、龙行挥云、健身十锦。其中：

**五禽导引法**

以引申肢体，调整呼吸，增强体质，防病治病。这是根据《黄帝内经》"上工治未病"的精神发明创造的。五禽导引是以模仿猿、鹿、虎、熊、鹤五种动物的形态和习性，以姿势带动呼吸，贯通经络，使真气运行旺盛，以增强五脏六腑、四肢百骸的生理功能。因此，每一部都包含若干个呼吸，每一个动作都必须和呼吸密切配合。呼吸的长短与运动的快慢，要自然协调一致，不可勉强憋气。

**鹤飞唳天（肠胃功）**

源于医家的五禽戏、武术中的鹤拳。《庄子》："呼吸吹呴、吐故纳新，熊经鸟伸，为寿而已。"开五禽、形意之先河，是动功养生的源头、鹤飞唳天以鹤式形体活动为基形，以腰膝脊椎的转动，带动两臂双手的旋转运动，并以身形的外动促使胃肠的内蠕动，以增强胃、小肠、结肠及直肠的消化吸收和正常排泄功能，对脾胃虚弱、肝胆气滞所致的消化不良、脘腹胀满、纳食少味、两便不调等脾、胃、肝、胆消化系疾病有良好的调理作用。

**漫步周天**

是以五行拳的拳式精华与真气运行法相结合的一种能旺盛真气运动的导引方法。五行拳属内家拳，有《内经》之艺的誉称。它按人体脏腑经络、生理功能的特性，分别制定不同拳式。通过锻炼，达到旺盛周身真气运行，通畅经络，有益脏腑，从而获得祛病延年之目的。漫步周天有劈、钻、崩、炮、横五式，分别应于金、水、木、火、土五行。练习劈、钻、崩、炮、横五种拳式，可以分别有利于肺、肾、肝、心、脾五脏。漫步周天则利用其机制，在更符合人体生命生理活动规律的基础上，强化导引与五脏六腑相联属

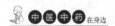
的经络和部位，尤其是以贯通任督二脉，实行真气周天运行为主导，进一步带动全身真气旺盛通畅的运行。

### 龙行挥云

系形意拳之龙形与真气运行结合的一种行功锻炼方法。动作与呼吸自然配合，身体活动轻灵柔顺，舒展圆滑，犹如龙行云中，隐现自如。初练时手起足落，轻柔缓慢，如春风拂柳，悠闲自得；久练精纯，形气合一，神驶气生，气流身动。论养生有培育内丹之效，讲护道具保全性命之功，故为炼养家的必备。

### 健身十锦

是在原《易筋经》八段锦的基础上增加全身锻炼的内容，由十节动作编成一套具有医疗保健作用的锻炼方法。不仅易学易练，健身效果明显；而且动作舒展，举手投足都有着优美的造型，受到健身爱好者的欢迎。

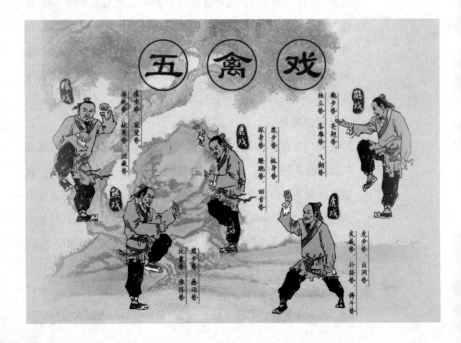

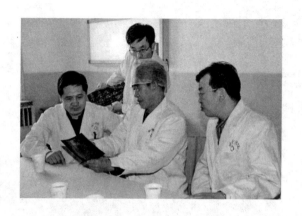

249.手法独特的宋氏正骨。

宋氏正骨创始人宋贵杰教授,早年就读于河南平乐正骨学院,授业于平乐正骨传人高云峰教授,是甘肃中医药大学及附属医院骨伤科奠基人。宋贵杰教授吸收多家学派经验,糅合敦煌医学经验,形成了宋氏正骨独特的理论体系与临床特长。

正骨手法在骨伤科治疗中占据重要地位。宋贵杰教授将平乐郭氏骨折脱位整复八法结合西医学形成新正骨八法:"手摸心会、拔伸牵引、提按端挤、摇摆触碰、夹挤分骨、屈伸收展、折叠回旋、推拿按摩"。宋氏正骨强调手摸心会是正骨首务,在诊断方面应以"摸法"为主,即"以手摸之,自悉其情",在遵循古训的同时,还弄清骨折、脱位、骨错缝时和错位后的因果关系、内外关系,然后施以手法、固定、内外用药及练功活动等,恢复"骨错缝、筋出槽"引起的关节、肌肉紊乱,最终达到"骨正筋柔",使组织结构复归于初。

宋氏正骨既擅长手法,又善用专方,其研发的敦煌消肿止痛膏、蟹墨膏、软坚化瘀汤等对颈肩腰腿痛、骨质增生症、四肢骨折的治疗效果显著,结合手法,使得宋氏正骨享誉陇原。

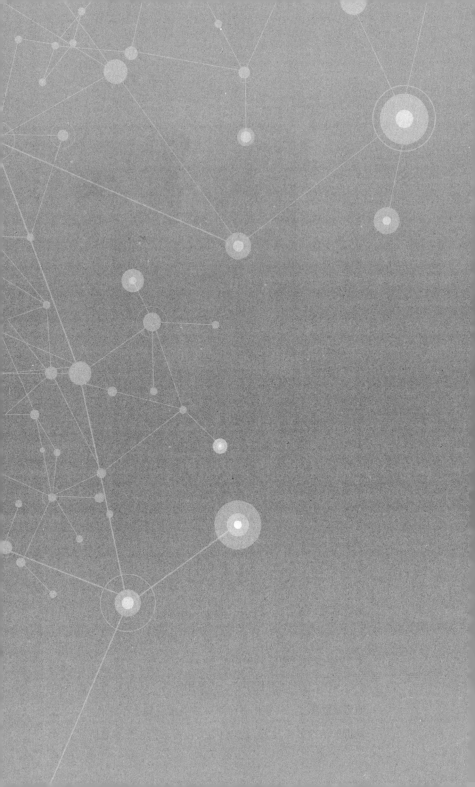